フレイル対策シリーズ 基本編 ①

フレイルと
ロコモの
基本戦略

編集 | 葛谷 雅文
田中 　栄
楽木 宏実

先端医学社

シリーズ発刊に寄せて

　健康で長寿を達成するために，若い時からの健康管理，定期的な医療機関の受診，健康志向の高い食品の摂取や運動など，さまざまなことが考えられ，それぞれに重要である．高齢に至ってからはとくにフレイル対策が重要であり，国を挙げて推進すべき課題でもある．本シリーズは，健康長寿を達成するために，またフレイル対策を推進するために，個人の努力に加え，医療関係者や介護関係者が多職種協働して対策することを願って企画したものである．POINT と図表だけで概要が理解できるような工夫や平易な表現を心がけた．シリーズ基本編でまずは全体像を把握いただき，今後順次発行予定のシリーズ各論で理解をより深めていただきたい．健康長寿に興味のある一般の方や学生を含めて幅広い方々に読んでいただき，ご自身のために，患者さんのために，国民のために，日本の将来構築のために活かしてもらえれば幸いである．

序文

　フレイル，サルコペニア，ロコモティブシンドロームは，それぞれの概念は異なり，注目している対象も異なるが，共通した要素が多く，それぞれの対策にあたっても共通点が多い．歩行速度低下や移動機能の低下は３病態に共通した要素であり，活動性の低下が悪循環を生むという点も共通している．フレイルとサルコペニアは下肢の機能に加えて握力低下も指標にしている．そのうえで，サルコペニアは筋肉量の減少を伴うこと，ロコモティブシンドロームでは運動器の障害を基盤にすることに着目している．フレイルは，さまざまな定義があるが，体重減少や疲労感といった運動器系以外の加齢性変化にも着目している．本書のタイトルではサルコペニアを外しているが，内容においては３つの病態に言及している．基本編では，健康長寿の達成のためにこのような病態に注目する理由を概説し，それぞれの病態を理解していただく．読者の皆さんには，一人一人の高齢者に対してこれらを診断し，予防と治療・対策にあたるべき介入点を抽出することができるようになることを目指していただきたい．

2018 年 12 月

編者を代表して 楽木 宏実

CONTENTS

PART 1 いま注目されるフレイルとロコモ

1. 人口の高齢化とフレイル・ロコモの提唱 ……………………（楽木 宏実） 2

PART 2 フレイルとロコモ その異同とは

1. 概念・定義 ………………………（葛谷 雅文，田中 栄，楽木 宏実） 12

　Column　フレイル対策と長寿医療 ………………………………（鳥羽 研二） 21

2. その他の関連概念 ………………………………………………（佐竹 昭介） 22

3. スクリーニング・評価法 …………………（葛谷 雅文，田中 栄，楽木 宏実） 28

4. CGA とフレイル・ロコモ …………………………………（神﨑 恒一） 38

　Column　指輪っかテスト ―だれでもどこでも簡単チェック法―

　………………………………………………………………（田中 友規ほか） 45

PART 3 基本的な予防と介入

1. フレイル・ロコモ 介入の意義 ………………………………（葛谷 雅文） 48

2. 運動療法とフレイル・ロコモ …………………………………（石井好二郎） 54

3. 栄養療法とフレイル・ロコモ …………………………………（横山 友里ほか） 62

4. 生活改善とフレイル・ロコモ …………………………………（杉本 研） 70

　Column　多職種連携のための人材育成 ………………………（福尾 惠介） 76

PART 4 さまざまな視点からみたフレイルとロコモ

1. 全身疾患とフレイル・ロコモ ―フレイルの観点から― ……（小川 純人） 78

2. 全身疾患とフレイル・ロコモ ―ロコモの観点から― ……（吉村 典子） 85

3. 日常診療とフレイル・ロコモ ……………………………（松井 康素） 90

4. 慢性疼痛とフレイル・ロコモ ―運動器疼痛を中心に― …（竹下 克志） 95

5. 薬物処方とフレイル・ロコモ ―ポリファーマシーの観点から―
…………………………………………………………（竹屋 泰） 99

6. 漢方処方とフレイル・ロコモ ……………………（宇都奈々美ほか） 104

7. 外科治療とフレイル・ロコモ ……………………………（齋藤 拓朗） 109

8. リハとフレイル・ロコモ …………………………………（吉村 芳弘） 114

9. 看護とフレイル・ロコモ ……………………………（樺山 舞ほか） 120

10. 歯科治療とフレイル・ロコモ ……………………（池邉 一典ほか） 127

11. 老健とフレイル・ロコモ …………………………………（川合 秀治） 132

12. 地域包括ケアとフレイル・ロコモ ……………………（鈴木 隆雄） 136

13. 地域におけるフレイル・ロコモ …………………（高橋 競ほか） 140

執筆者一覧

▌編集

葛谷　雅文　（名古屋大学大学院医学系研究科地域在宅医療学・老年科学　教授）

田中　　栄　（東京大学大学院医学系研究科外科学専攻感覚運動機能医学講座整形外科学　教授）

楽木　宏実　（大阪大学大学院医学系研究科老年・総合内科学　教授）

▌執筆者（掲載順）

楽木　宏実　（大阪大学大学院医学系研究科老年・総合内科学　教授）

葛谷　雅文　（名古屋大学大学院医学系研究科地域在宅医療学・老年科学　教授）

田中　　栄　（東京大学大学院医学系研究科外科学専攻感覚運動機能医学講座整形外科学　教授）

鳥羽　研二　（国立長寿医療研究センター　理事長・総長）

佐竹　昭介　（国立長寿医療研究センターフレイル予防医学研究室　室長）

神﨑　恒一　（杏林大学医学部高齢医学教室　教授）

田中　友規　（東京大学大学院医学系研究科加齢医学講座）

飯島　勝矢　（東京大学高齢社会総合研究機構　教授）

石井好二郎　（同志社大学スポーツ健康科学部　教授）

横山　友里　（東京都健康長寿医療センター研究所社会参加と地域保健研究チーム）

新開　省二　（東京都健康長寿医療センター研究所　副所長）

杉本　　研　（大阪大学大学院医学系研究科老年・総合内科学　講師）

福尾　惠介　（武庫川女子大学栄養科学研究所　所長）

小川　純人　（東京大学大学院医学系研究科加齢医学　准教授）

吉村　典子　（東京大学医学部附属病院22世紀医療センターロコモ予防学講座　特任教授）

松井　康素　（国立長寿医療研究センターロコモフレイルセンター長）

竹下　克志　（自治医科大学整形外科　教授）

竹屋　　泰　（大阪大学大学院医学系研究科老年・総合内科学　医学部講師）

宇都奈々美　（鹿児島大学大学院医歯学総合研究科漢方薬理学講座　特任助教）

安宅　弘司　（鹿児島大学大学院医歯学総合研究科漢方薬理学講座　特任講師）

網谷　東方　（鹿児島大学大学院医歯学総合研究科心身内科学分野　講師）

網谷真理恵　（鹿児島大学大学院医歯学総合研究科地域医療学分野　講師）

乾　　明夫　（鹿児島大学大学院医歯学総合研究科漢方薬理学講座　特任教授）

齋藤　拓朗　（福島県立医科大学会津医療センター外科学講座　教授）

吉村　芳弘　（熊本リハビリテーション病院リハビリテーション科　副部長）

樺山　　舞　（大阪大学大学院医学系研究科保健学専攻総合ヘルスプロモーション科学講座　助教）

神出　　計　（大阪大学大学院医学系研究科保健学専攻総合ヘルスプロモーション科学講座　教授）

池邉　一典　（大阪大学大学院歯学研究科顎口腔機能再建学講座有床義歯補綴学・高齢者歯科学分野　教授）

三原　佑介　（大阪大学大学院歯学研究科顎口腔機能再建学講座有床義歯補綴学・高齢者歯科学分野）

川合　秀治　（大阪介護老人保健施設協会　会長）

鈴木　隆雄　（桜美林大学老年学総合研究所　所長）

高橋　　競　（東京大学高齢社会総合研究機構）

PART 1

いま注目される
フレイルとロコモ

PART 1

1

人口の高齢化と
フレイル・ロコモの提唱

▌▌▌ 高齢者がマイノリティではなくなる時代へ

　わが国における人口の高齢化は人類がいまだかつて経験したことのないスピードで進行している．2016年の時点で65歳以上の高齢者数は3,459万人（男性1,500万人，女性1,959万人）と3,000万人を突破しており，高齢化率（総人口に占める65歳以上の割合）は過去最高の27.3%と報告された[1]．この傾向は今後も継続すると考えられており，高齢者人口は2042年に3,935万人とピークを迎えるものの高齢化率は低下せず，2060年には38.1%に達し，実に2.5人に1人が65歳以上と推計されている（図❶）[1]．

　とりわけ今後急速に高齢化が進むのは，埼玉，東京，神奈川，千葉，大阪といった大都市圏の都道府県であり，高齢者人口の増加率は2010年からの15年間で24〜35%と推定されている（図❷）[2]．住居の世帯構成も変化しており，核家族化や単身住まいの高齢者世帯の増加が見込まれている．今後，高齢者の独居の問題など，従来と異なる問題の顕在化が予測されている．また，いわゆる戦後生まれの団塊の世代（昭和22〜24年生まれ）が75歳以上の後期高齢者となる2025年には，施設や介護職などの社会資源不足が指摘されているのは周知のとおりである．

　わが国では今後少なくとも40年は人口の高齢化が進行し続ける．要介護，要医療に陥る可能性の高い高齢者の増加が危惧されており，高齢者の健康維持・増進や高齢者を支える新しい仕組みづくりはわが国において喫緊の課題である．

> **POINT**
> - 65歳以上の高齢者数は3,000万人を突破，高齢化率は25%を超えている．
> - 今後，高齢化率は上昇しつづけ，とくに都市部での高齢者の増加が顕著となる．

2

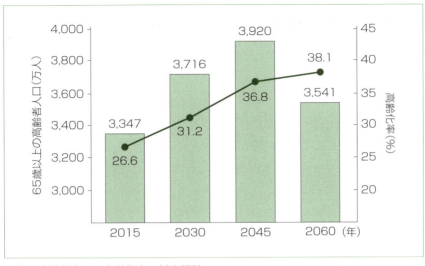

図❶ 高齢者人口,高齢化率の将来推計

高齢者人口は 2042 年にピークを迎えるものの,高齢化率はなお上昇することが見込まれており,2060 年には 2.5 人に 1 人は高齢者となる.

(文献 1 より改変引用)

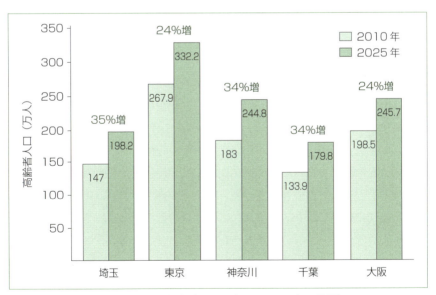

図❷ 都市部高齢者人口の将来推計(2010 年と 2025 年の比較)

都市部での高齢者人口が増加する.なかでも 75 歳以上の人口が急増する.

(文献 2 より作成)

平均寿命と健康寿命のギャップが課題

　診断・治療の技術革新，栄養・環境の改善などにより，日本人の平均寿命は，2013 年度の統計では男性 80.21 歳，女性 86.30 歳と世界有数の長寿大国となった．近年は「平均寿命」を延ばすことよりも，高齢者の健康と生活の質を高める「健康寿命」が重視されるようになってきている．健康寿命は健康上の問題で日常生活が制限されることなく生活できる期間を指す．すなわち，介護を必要とせず自立した日常生活を送ることのできる期間であるが，2013 年の統計では男性 71.19 歳，女性 74.21 歳であった．この平均寿命と健康寿命には約 10 年の乖離がある（図❸）[1]．これは人生の最後半の 10 年には要介護・要支援を必要とするような何らかの障害を抱えることを意味し，この差を縮めることが目標となってきている．健康寿命はもともと世界保健機関（WHO）より提唱された概念であるが，わが国の政策としても，2013 年よりスタートした厚生労働省の「健康日本 21（第二次）」において基本方針の冒頭に明記され，その重要性が謳われている．

　一方，自立した日常生活を送れずに介護あるいは支援を必要とする高齢者は，介護保険制度が導入された 2000 年以降，右肩上がりに増え続けているのが現状である（図❹）[1,3]．とくに 75 歳以上で要介護認定を受ける割合が高い．要介護者の増加とともに介護費用も 2004 年度の 6.2 兆円から 2014 年には 10 兆円に増加しており（図❹），介護にかかわる社会的負担の増大も指摘されている．

　超高齢社会を迎えたわが国において健康寿命延伸に向けた取り組みはこれからの大きな課題である．疾病予防に加えて，介護予防・健康増進を図ることで平均寿命と健康寿命の差が是正されれば，要介護状態への移行を阻止して個人の生活の質の低下を防ぐとともに，社会的負担の軽減につながる．医療従事者のみならず，一般の方も含めた啓発も必要である．

POINT

- 平均寿命と健康寿命の差は約 10 年，この差を短縮することが求められる．
- 介護保険制度が導入された 2000 年以降，要介護者数は年々増え続けている．

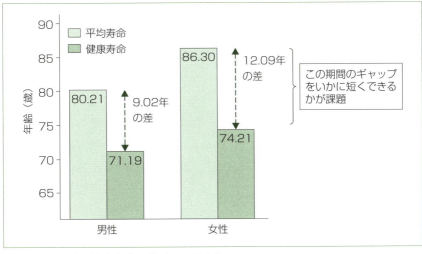

図❸ 平均寿命と健康寿命の差（2013年）

（文献1より作成）

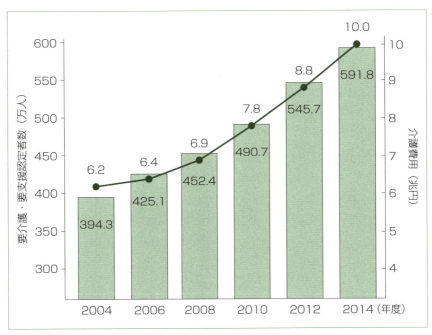

図❹ 要介護・要支援認定者数と介護費用の推移

（文献1, 3より作成）

「治す医療」から「治し支える医療」へ

　これまでの医療は，生命予後の延長を目指してめざましい成果をあげてきた．高度に細分化された臓器別診療は，急性期疾患の治療や救命に大きく貢献してきた．現在もその重要性は変わらないが，認知症や廃用，退行性疾患などを有する高齢者が急増しているわが国では，病気の治癒を目指すというこれまでの医療のあり方をそのまま高齢者に適用することは困難である．多臓器に疾患を持ち，認知機能，身体機能，摂食嚥下機能，栄養状態など，高齢者は複数の問題を同時に抱えることが多く（**表❶**）[4]，病気の治癒を目指すよりも，生活機能の維持・改善を念頭に置いた総合的，包括的な医療が求められる．「治す医療」から「治し支える医療」へのパラダイムの転換が求められている．

　また，医師と看護師で対応していた医療は，理学療法士，作業療法士，薬剤師，言語聴覚士，管理栄養士，ケアマネージャー，社会福祉士，医療ソーシャルワーカー，介護福祉士，歯科医師，歯科衛生士など多職種間・施設間で協働し，地域で連携しながら診療支援をおこなう時代となってきている．まずは高齢者医療の方法を身につけた医師が全体を診て，必要に応じて各専門医や各職種にコンサルトする図式である．「病院中心型」の医療から介護・福祉などとも連動する「地域完結型」への転換が模索され，高齢になっても住み慣れた地域で自分らしい暮らしを人生の最後まで続けることができるよう，住まい，医療，介護，予防，福祉，生活支援サービスが日常生活の場で一体的に切れ目なく提供できる体制作り，「地域包括ケアシステム」の構築が進められている（**図❺**）[5]．超高齢社会の到来により，新しい秩序のなかで医療や介護が提供される時代となった．高齢者の生活機能障害を含めた包括的サポートが各医療者には求められ，地域が主体となり高齢者を支える視点が重要となっている．

> **POINT**
> - 高度に細分化された臓器別診療「治す医療」がこれまでの医療の主であった．
> - 多職種で介護・福祉などとも連動する「治し支える医療」が求められている．

表❶ 老年症候群と頻度の高い症候

老年症候群は高齢者に特有もしくは高頻度にみられる症候で，放置すると高齢者の自立した生活を阻害するため，包括的な治療・ケアを要する一連の症候とされている．

急性期疾患に付随 （年齢によらない）	めまい，息切れ，頭痛，腹痛，意識障害，不眠，転倒，骨折，下痢，肥満，睡眠時呼吸障害
前期高齢者から増加 （慢性期疾患に付随）	認知障害，視力低下，言語障害，関節変形・痛，腰痛，喀痰・咳嗽，喘息，食欲不振，悪心・嘔吐，便秘，体重減少，浮腫，脱水，発熱，麻痺，しびれ，呼吸困難
後期高齢者から著増 （ADL 低下と関連）	ADL 低下，骨粗鬆症，椎体骨折，筋萎縮，尿失禁，頻尿，せん妄，うつ，意欲低下，褥瘡，難聴，貧血，低栄養，嚥下困難，胸痛，不整脈

ADL：日常生活動作

（文献 4 より作成）

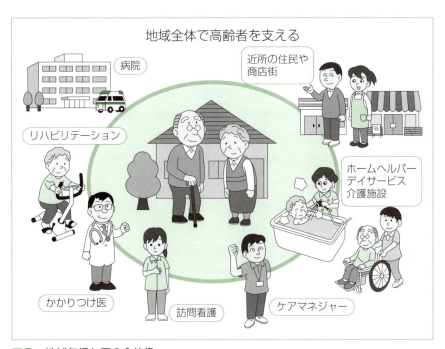

図❺ 地域包括ケアの全体像

地域包括ケアシステムとは，高齢者が住み慣れた地域で自分らしい生活を人生の最後まで持続できるように，医療や介護，生活支援といった，高齢者を支えるサービスを一体的に提供するシステムを指す．

（文献 5 より引用）

フレイルとロコモは健康長寿達成のキーワード

　高齢化の進行とともに介護を必要とする高齢者の数が急増している．健常な状態から要介護状態への移行は，これまで脳卒中などのケースでみられてきたが，わが国における人口の高齢化により疾病構造が変化し，近年は「認知症」や「フレイル」や「ロコモティブシンドローム（ロコモ）」に関連した病態が増加している．実際，介護が必要となった原因をみると，「高齢による衰弱」「骨折・転倒」などのフレイルやロコモ関連が占める割合は約38％と「脳卒中」「心疾患」などの生活習慣病関連の24％を大きく上回る（図❻）[6]．

　定義・概念は後述するが，フレイルは健康と要介護の中間状態を指し，後期高齢者（75歳以上）の多くが「フレイル」という段階を経て要介護状態へと至る．一方，ロコモは「立つ」「歩く」といった移動機能や運動器障害に着目した概念であり，進行すると生活活動の自立性が低下する．フレイルとロコモは「サルコペニア」という共通の因子をもち類似する点がみられ，骨折・転倒はロコモのみならずフレイルのアウトカムでもある．また，認知症においてもフレイル・ロコモは寄与因子として関連が示唆され，それ自体をフレイルの構成要因とする場合もある．要介護に至る過程に運動・認知・生活機能の低下が基盤にあり，要介護者の多くがフレイル・ロコモを経由する．

　フレイルは2014年，ロコモは2007年に提唱された概念であるが，この大きな窓口となる概念を設けることにより，新たな介入のポイントが可視化され，これまで病気ではないと介入されなかったものが，予防の段階から介入が可能となる．弱っている部分を把握できれば，専門職種への橋渡しにつながる．フレイル・ロコモは要介護に至る最重要因子であり，健康長寿達成の鍵となる病態である．多臓器・疾患とも密接にかかわり包括的医療を提供するうえで重要であり，すべての医療職が理解しておきたい概念である（図❼）．

（楽木 宏実）

POINT

● 「フレイル」「ロコモ」は健康長寿達成のための中核となる概念であり，医療・介護・福祉従事者や医療を志す学生を含めて理解しておきたい概念である．

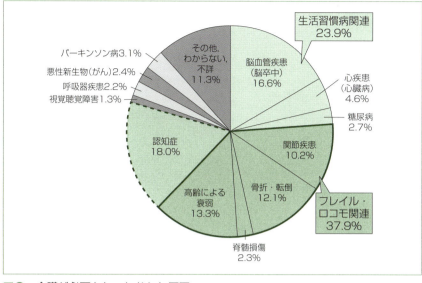

図❻　介護が必要となったおもな原因

(文献6より作成)

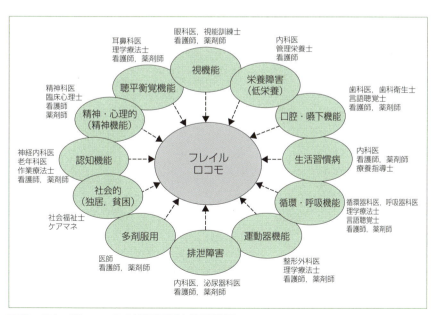

図❼　フレイル・ロコモの関連要因と関連職種

▌ References ▌

1) 内閣府：平成 28 年度 高齢化の状況及び高齢社会対策の実施状況．平成 29 年版高齢社会白書，2017
   http://www8.cao.go.jp/kourei/whitepaper/w-2017/html/zenbun/index.html
2) 厚生労働省：都市部の高齢化対策の現状．都市部の高齢化対策に関する検討会，2013
   http://www.mhlw.go.jp/stf/shingi/2r98520000032exf-att/2r98520000032f26.pdf
3) 厚生労働省保健局：介護費の動向について．2016
   http://www5.cao.go.jp/keizai-shimon/kaigi/special/reform/wg1/280323/shiryou4.pdf
4) 大内尉義ほか：高齢者の新しい総合的機能評価方法の開発とその応用．日本老年医学会雑誌 37：469-471，2000
5) YOMIURI Online, YomiDr.
   https://yomidr.yomiuri.co.jp/article/20170220-OYTET50007/
6) 厚生労働省：平成 28 年 国民生活基礎調査の概況．国民生活基礎調査，2017
   http://www.mhlw.go.jp/toukei/saikin/hw/k-tyosa/k-tyosa16/index.html

PART 2

フレイルとロコモ
その異同とは

PART 2

1 概念・定義

　フレイル，ロコモティブシンドローム（ロコモ），サルコペニアは，高齢者の要介護状態に至る重要なファクターであり，健康寿命延伸を講ずるうえで鍵となる病態といえる．ここではその概念・定義を整理する．

▌▌ フレイルの定義・概念

　フレイルはさまざまな形で起こる高齢者の機能低下を総合的にとらえようとする概念である．その定義はいまだ統一されていないものの，一般的には「加齢に伴う症候群（老年症候群）として，多臓器にわたる生理的機能低下やホメオスタシス（恒常性）低下，身体活動性，健康状態を維持するためのエネルギー予備能の欠乏を基盤として，種々のストレスに対して身体機能障害や健康障害を起こしやすい状態」と定義される[1]．すなわち，フレイルは健康障害に対する脆弱性が増加して要介護に移行しやすい状態を指し，健康な状態と介護が必要な状態の中間にあたると規定される．ただ，フレイルは適切な介入により健常な状態に戻りうる可逆性が含まれている．また，フレイルは要介護状態に至る過程に疾病や外傷が加わる疾病モデルとは大きく異なり，疾病を誘引とせずフレイル状態を経て要介護状態に移行する（図❶）[2]．また，フレイルの要因は，身体的要因以外にも精神・心理的，社会的要因もあり多面的である（図❷）．フレイルの存在は高齢者の日常生活動作（ADL）障害，転倒，入院に関連し，認知症や死亡のリスクを高める．また，生活習慣病の存在はフレイル発症のリスクを高め，フレイルとの併存は生活習慣病を悪化させ相互に影響しあう．

POINT
● フレイルの要因は，身体的，精神・心理的，社会的要因も含まれ多様である．

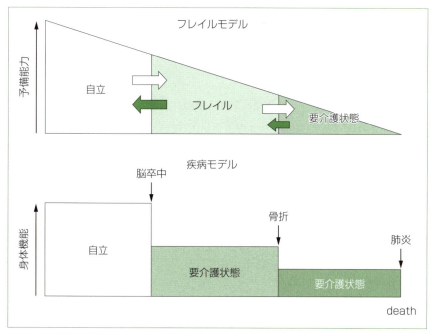

図❶ 要介護に至るフレイルモデルと疾病モデル
フレイルモデルは徐々に自立度が低下，疾病モデルは脳心血管疾患などにより急速に自立度が低下．
（文献2より改変引用）

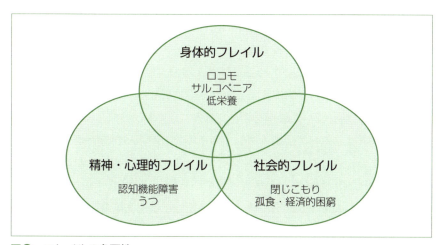

図❷ フレイルの多面性
フレイルは，身体的，精神・心理的，社会的要因からなる．適切な介入・支援により，回復が見込める．

フレイルの言葉の変遷と疫学

　フレイルは英語の frailty を意味する用語である．これまで「虚弱」などの訳が用いられていたが，不可逆性のイメージがあり可逆性であることを強調するために，また国民への普及・啓発の観点からも名称の変更が検討され，2014 年 5 月に日本老年医学会より「フレイル」を用いることが提唱された．

　もともとフレイル（frailty）は，欧米において 1980 年代より使用されはじめ，1990 年代に入り複数の老年医学者がフレイルを種々の介入が可能な可逆的な状態，すなわち physically independent（自立）と dependent（要介護状態）の中間として定義する報告がみられるようになった[3]．その後，1999 年の Rockwood ら[4]による frailty index，2001 年の Fried ら[5]による frailty phenotype に関する発表があり，フレイルに関する報告が飛躍的に増加した．

　現在，世界的に最も使用されているフレイルの指標は Fried の診断基準（CHS 基準）であり，①体重減少，②歩行速度の低下，③筋力低下，④疲労感，⑤活動量の低下の 5 項目からなり，該当項目 3 つ以上でフレイル，1 〜 2 つでプレフレイルとされる．このフレイルモデルは phenotype model（表現型）と呼ばれる．この CHS 基準を用いたコホート研究のメタ解析が Kojima らにより報告されているが，わが国における地域在住 65 歳以上の高齢者のフレイルの有病率は 7.4％（95％CI：6.1-9.0％）であったとされ（図❸）[6]，さらに年齢別にみた層別解析では，65〜69 歳 1.9％，70〜74 歳 3.8％，75〜79 歳 10.0％，80〜84 歳 20.4％，85 歳以上 35.1％と，とくに 75 歳以上でフレイルを有する割合が増加することが確認されている（図❹）[6]．また，高齢者の要支援・要介護への移行を調べた検討によれば，地域在住高齢者 4,341 名のうち健常な高齢者では調査開始から 2 年で 1.2％が要支援・要介護状態へと移行したのに対して，プレフレイルでは 4.3％，フレイルでは 17.6％が要支援・要介護状態に移行したと報告されている[7]．

　なお，上記の Rockwood らによる frailty index は臨床的な介入法の選別，生命予後や施設入所のリスク予測を目的として，包括的因子（30 から 70 項目で症候，疾病，身体機能障害，検査異常なども含む）の存在（異常・不能の有無）をカウントし frailty index を計算することを提唱している[8]．このモデ

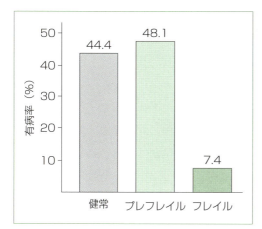

図❸ フレイルの有病率（65歳以上の地域高齢者を対象とした国内コホート研究における統合解析）

（文献6より引用）

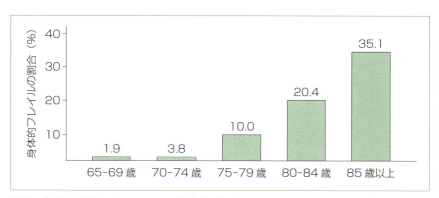

図❹ 年齢で調整したフレイルの有病率（国内コホート研究における統合解析）

（文献6より引用）

ルは deficit accumulation model（欠損累積モデル）と呼ばれる．もちろん，この欠損累積モデルも重要であるが，介護予防，健康寿命の延伸を重視するうえでは，phenotype model（表現型）の概念が重要である．

（葛谷 雅文）

POINT
- 現在，フレイルの評価にあたり，Fried の診断基準が世界的に使用されている．
- わが国のフレイルの頻度は，65歳以上の7.4%であったと報告されている．

ロコモティブシンドロームの定義・概念

　身体運動にかかわる骨，関節，筋肉，神経などの組織・器官を総称して運動器とよぶ．運動器による「立つ」「歩く」「座る」といった日常の基本動作は，自立した生活を過ごすための必須条件である．この運動器を「生涯にわたり長持ちさせて立ち歩き続ける」ための対策が健康長寿の達成において重要視されている．実際，要介護状態に至る原因の4位が「骨折・転倒」12.1%，5位が「関節疾患」10.2%，10位が「脊髄損傷」2.3%と運動器障害が続く．合計すると24.6%となり，要介護に至る高齢者の4分の1が運動器障害を起因としている現状がある[9]．

　このような背景から，2007年10月に日本整形外科学会よりロコモティブシンドローム（以下ロコモ，和名：運動器症候群）という概念が提唱された．ロコモは，「立つ」「歩く」といった移動機能に着目した概念であり，「運動器の障害によって，移動機能が低下した状態」と定義され，進行すると自立した生活が損なわれ要介護のリスクが高まる[10]．ロコモの原因としては，後述するサルコペニア（筋力の低下），バランス能力の低下（平衡機能の低下）などの加齢に伴う運動器の機能不全に加えて，高齢者に多くみられる運動器の疾患（骨粗鬆症，変形性脊椎症，変形性関節症）などがあげられる．これらの機能不全や疾患により，疼痛，関節可動域制限，筋力低下，バランス能力低下などが生じ，移動機能が損なわれる（図**⑤**，**⑥**）[11)12]．

　このようにロコモは未病の状態から医療的介入が必要となる状態までが含まれ，ロコモには「人間は運動器に支えられて生きている」というメッセージが込められている．厚生労働省の「健康日本21（第二次）」では，2022年までにロコモの認知率を80%まで上げるという目標が掲げられており，さらなる認知度の向上・普及が望まれる（2016年の認知率47.3%）．

（田中　栄）

POINT

● ロコモの定義は「運動器の障害によって，移動機能が低下した状態」を指す．
● 要介護者の4人に1人が運動器の障害により要介護状態に至っている．

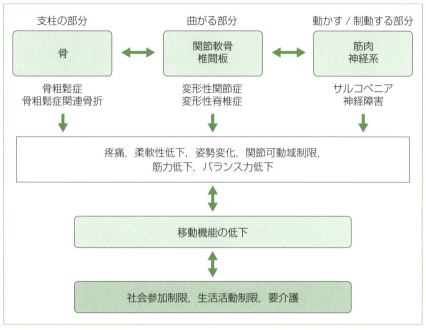

図❺ ロコモティブシンドロームの概念

(文献11より改変引用)

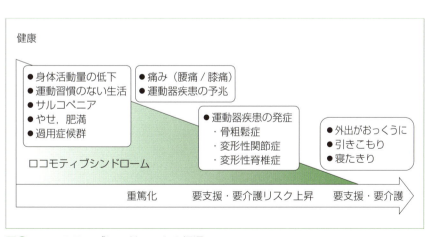

図❻ ロコモティブシンドロームの経過

(文献12より改変引用)

サルコペニアの定義・概念

　サルコペニア（加齢性筋肉減少症，sarcopenia）は，ギリシア語のサルコ（sarx，筋肉）とペニア（penia，減少）を組みあわせた造語であり，1989 年に Rosenberg によって提唱された[13]．当初は加齢に伴う筋肉量減少とされていたが，筋力低下や身体機能低下も含まれるようになり，さらには生活機能低下や転倒・骨折リスクの増加とも関連性を認めることが明らかとなってきた．また，運動することで筋肉からマイオカインなどの因子が分泌され，筋肉の役割は運動器を支える以外にもさまざまな臓器に影響することが分かりはじめ[14]，各領域で大きな注目を集めている．

　サルコペニアは「高齢期にみられる骨格筋量の低下と筋力もしくは身体機能（歩行速度など）の低下」と定義される[15]．人間は加齢とともに筋肉量や筋力が低下し日常生活の行動範囲や活動量が減るが，生理的加齢変化を超えた筋量・筋力低下は些細なことでバランスを崩しやすく転倒・骨折の増加につながる．サルコペニアの要因としては，加齢に伴って生じる栄養状態の変化，内分泌系の変化（ホルモン，サイトカイン，液性因子）など，複数の要因が相互に影響し，筋量または筋力低下につながると考えられている．

　サルコペニアはフレイルやロコモの重要な要素であり，たとえば，「筋力低下（握力低下）」や「歩行速度の低下」は，フレイル，サルコペニアに共通した指標である．また，低栄養，筋力低下，活動量低下，易疲労感，体重低下といった一連の悪循環が形成される「フレイルサイクル」のなかで，サルコペニアは重要な構成要素である（図❼）[16]．同様に運動器の機能不全にも関与しロコモの原因の 1 つにもあげられている．このようにフレイル・ロコモ・サルコペニアは一部オーバーラップがある．また，サルコペニアには上記の加齢に伴う一次性サルコペニアと活動の低下（廃用），疾病（悪液質），ならびに栄養障害により誘導される二次性サルコペニアが存在する．

（楽木 宏実）

> **POINT**
> ● サルコペニアの概念は「筋肉量」「筋力」「生活・身体機能」の低下に集約される．

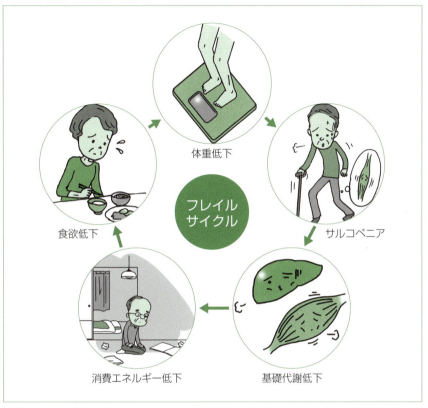

図❼ フレイルサイクル
サルコペニアはフレイル・ロコモの重要な構成要素である．サルコペニアとそれに伴う筋力低下，活力低下，低栄養，活動度低下など互いに悪循環，連鎖を形成し，要介護状態の進行につながる可能性が高くなる．

（文献16より作成）

References

1) 葛谷雅文：高齢者医療におけるサルコペニア・フレイルの重要性．日本内科学会雑誌 **106**：557-561, 2017
2) 葛谷雅文：超高齢社会におけるサルコペニアとフレイル．日本内科学会雑誌 **104**：2602-2607, 2015
3) 葛谷雅文：フレイルとは―その概念と歴史．フレイル 超高齢社会における最重要課題と予防戦略，葛谷雅文ほか編，医歯薬出版，東京，2014, pp.2-6
4) Rockwood K et al：A brief clinical instrument to classify frailty in elderly people. Lancet **353**：205-206, 1999
5) Fried LP et al：Frailty in older adults：evidence for a phenotype. J Gerontol A Biol Sci Med Sci **56**：M146-M156, 2001
6) Kojima G et al：Prevalence of frailty in Japan：A systematic review and meta-analysis. J Epidemiol

27：347-353, 2017

7）Makizako H *et al*：Impact of physical frailty on disability in community-dwelling older adults：a prospective cohort study. *BMJ Open* **5**：e008462, 2015

8）Rockwood K *et al*：Frailty in relation to the accumulation of deficits. *J Gerontol A Biol Sci Med Sci* **62**：722-727, 2007

9）厚生労働省：平成 28 年 国民生活基礎調査の概況. 国民生活基礎調査, 2017
https://www.mhlw.go.jp/toukei/saikin/hw/k-tyosa/k-tyosa16/index.html

10）Nakamura K：A "super-aged" society and the "locomotive syndrome". *J Orthop Sci* **13**：1-2, 2008

11）Nakamura K：The concept and treatment of locomotive syndrome：its acceptance and spread in Japan. *J Orthop Sci* **16**：489-491, 2011

12）松原貴子：ロコモに伴う慢性疼痛に対する理学療法. *Loco Cure* **4**：138-143, 2018

13）Rosenberg IH：Summary comments. *Am J Clin Nutr* **50**：1231-1233, 1989

14）Pedersen BK *et al*：Muscles, exercise and obesity：skeletal muscle as a secretory organ. *Nat Rev Endocrinol* **8**：457-465, 2012

15）サルコペニア診療ガイドライン作成委員会：サルコペニア診療ガイドライン 2017 年版. ライフサイエンス出版, 東京, 2017

16）Xue QL *et al*：Initial manifestations of frailty criteria and the development of frailty phenotype in the Women's Health and Aging Study II . *J Gerontrol A Biol Sci Med Sci* **63**：984-990, 2008

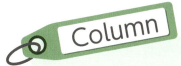

フレイル対策と長寿医療

　「フレイル」の定義は疾患の罹患や治療などのストレスによって，これまでの生活機能レベルに戻れない状態を指す．言い換えれば，治す医療だけでは不十分で，治し支える医療が必要な状態や対象を指す．地域における高齢者のフレイル率は10％前後であるが，入院患者では1/3以上になる．脳血管障害や腎不全では7割以上，心不全や，COPDでも3割以上がフレイルである．これこそ老年医学が今後背負うべき課題である．

　入院患者の平均年齢が85歳になる10年後には，入院患者の半数以上が，治し支える必要が出てくる．その時には「パラダイムの転換」でなく，現実の必要に応じた医療施策の変更となるであろう．医療政策上は，まず「フレイル」という概念を症候名として「不眠症」などと同様に健保適応することが第一歩である．すでに始まった栄養介入によるフレイル予防に加え，慢性疾患に付随する消耗性のサルコペニアを基盤とするフレイルに対するキャンペーンも概念を広めるうえで重要となろう．

　しかしながら，アカデミアに身を置くものは制度改革を待たず，先見の明を持って将来に備えるべきであろう．フレイルの中核であるphysical frailtyは筋力低下，移動能力低下，易転倒性などに代表される．フレイルの進行には，テストステロン値の低下，DHEA値の低下，朝のコルチゾール・DHEA硫酸塩比の上昇，高感度CRP，IL-6上昇，総コレステロールの減少，血清アルブミン値の低下，貧血など多くの因子が指摘されている．フレイルのバイオマーカー候補は，上記の複数の液性因子が候補であるが，まだ単一の良好な候補はない．専門診療科も加わってフレイルの成因と治療に関し，研究情報を交換し，治し支える医療の実効性を高める知恵を醸成していくことが長寿医療につながる．

（鳥羽 研二）

| PART 2 |

2 その他の関連概念

　加齢に伴う身体機能の低下は避けることのできない宿命であり，なかでも移動機能の低下は動物として致命的な問題である．このような状態をもたらす原因は，運動器に由来する場合，感覚器に由来する場合，心身の脆弱性に由来する場合，薬剤に由来する場合，など多数あり，これらが複雑に絡みあってむしろ一つの原因に絞ることがむずかしい．複合した状態は，さまざまな視点から捉えることで，その本質を見出すことに近づくが，逆に視点がむやみに増えすぎると混乱に至ることもある．ここでは，フレイルやロコモティブシンドローム（ロコモ）に関連する概念について説明する．

▍ フレイル・ロコモに関連する概念

1. 老年症候群

　高齢者の自立障害は，疾患そのものではなく，加齢に伴う問題を基盤として派生する特有の症状や徴候（たとえば，転倒，失禁，せん妄，褥瘡，機能障害など）によりもたらされることがしばしばある．これらは時として，生命の維持そのものにも影響を及ぼすことがある．したがって，このような高齢者特有の介護・看護が必要な症状・徴候の総称を「老年症候群」として注意を喚起し対処することが重要であると先人たちは考えた．老年症候群には，表❶[1]に示すようなさまざまな問題があるが，その原因が多岐に基づいたり，加齢による不可避な問題を含んだりすることも多く，一筋縄の対応では改善が困難なことも多い．このため，多職種での評価・介入が重要である．

　フレイルは，さまざまな原因により心身の脆弱化が顕著になった状態を示す老年症候群の一つであり，他の老年症候群を派生する基盤にもなりうる（図❶）[2]．一方，ロコモは，運動器の障害に基づく移動機能障害およびその危険性を孕んだ状態を示すため，若壮年者の運動器障害に基づく移動機能障

表❶ 老年症候群

- 認知障害をきたすもの
  - 認知症
  - せん妄
  - 抑うつ
- 移動能力の障害をきたすもの
  - ねたきり
  - 廃用症候群
  - 転倒
  - 骨折
- 失禁をきたすもの
  - 尿失禁
  - 便失禁
- 感覚障害をきたすもの
  - 視覚障害
  - 聴力障害
  - 味覚障害
- 栄養摂取障害をきたすもの
  - 低栄養
  - 脱水
- その他
  - 褥瘡
  - 便秘　等々

(文献1より引用)

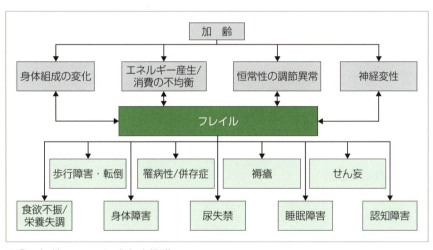

図❶　加齢・フレイル・老年症候群

(文献2より引用)

害も含まれる.

2. 認知的フレイル

　認知的フレイルとは，身体的フレイルを有する者の中で，認知症ではない

が認知機能に低下がみられる状態を指す[3].Fried らの phenotype model に基づく身体的フレイルの診断に加え,認知機能の水準は Clinical Dementia Rating(CDR)＝0.5 に該当する場合という基準が提案されている[3]ものの,統一された診断基準はまだ存在していない.

フレイルには,身体的側面,精神心理的側面,社会的側面の 3 つの側面における脆弱性があるとされ[4],このうち,精神心理的側面の中で認知機能の低下を伴う一群を「認知的フレイル」として位置づけている.

3. オーラルフレイル

オーラルフレイルとは,口腔機能の脆弱性を表すわが国オリジナルの用語であり,身体的フレイルを引き起こす要因として,口腔機能の維持・向上の重要性を啓発することを目的として提案された概念である[5].その運用上の定義(診断基準)としては,①天然歯数が 20 本未満,②咀嚼機能の低下,③滑舌の低下,④舌圧の低下,⑤主観的に「固いものが食べられない」,⑥主観的な飲み込みにくさ,の 6 つのうち 3 項目以上に該当する場合をオーラルフレイルと診断する案が提唱されている[6].オーラルフレイルの存在が,2 年後の身体的フレイルまたはサルコペニアに移行するリスクが高いことが示されている[6].

4. 運動器不安定症

日本整形外科学会(日整会)によると,運動器不安定症とは「高齢化に伴って運動機能低下をきたす運動器疾患により,バランス能力および移動歩行能力の低下が生じ,閉じこもり,転倒リスクが高まった状態」と記載されている[7].日整会の示す診断基準によれば,**表❷**に示したような 11 の運動器疾患のいずれかを患い,機能評価基準に該当する場合に運動器不安定症と診断する[7].

ロコモと運動器不安定症との違いは,ロコモが運動器の疾患に基づく移動機能障害が始まっている状態～進行している状態としているのに対し,運動器不安定症は,高齢化に伴って運動機能低下をきたす 11 の運動器疾患に基づく生活機能障害や移動障害がみられる状態としており,より限定された状態を指している(**図❷**)[8].

表❷　運動器不安定症

高齢化に伴って運動機能低下をきたす 11 の運動器疾患または状態
①脊椎圧迫骨折および各種脊柱変形　②下肢の骨折　③骨粗鬆症　④変形性関節症 ⑤腰部脊柱管狭窄症　⑥脊髄障害　⑦神経/筋疾患　⑧関節リウマチおよび各種関節炎 ⑨下肢切断後　⑩長期臥床後の運動器廃用　⑪高頻度転倒者
機能評価基準の 1 または 2 に該当する者
1. 日常生活自立度：ランク J または A 2. 運動機能：1）または 2） 　1）開眼片脚起立時間＜15 秒 　2）3 m Timed Up & Go ≧11 秒

注：日常生活自立度ランク
J：生活自立　独力で外出できる
A：準寝たきり　介助なしには外出できない

（文献 7 より引用）

5. ダイナペニア

　2008 年，Manini と Clark らは，筋肉量と筋力が必ずしも同調しないという研究結果に基づき，サルコペニアとダイナペニアという用語の示す範疇を分けるべきという考えを提唱した[9]．サルコペニアの原義が加齢に伴う筋肉量の減少であることをふまえ，ダイナペニアは加齢に伴う筋力の減少を示す用語に限定し，サルコペニアとは異なる用語として区別することが望ましいと考えた．彼らの提唱した診断アルゴリズムでは，筋力低下をきたす危険因子を評価したうえで，危険性が低い場合には握力評価をおこない，握力低下があれば膝伸展筋力を測定し，その低下があればダイナペニアと診断する．一方，危険因子が高い場合には，握力評価はスキップして，直接，膝伸展筋力を測定し低下があればダイナペニアと評価する．ダイナペニアの原因としては，筋肉因子と神経因子があるとし，筋肉の因子が疑われる場合は筋肉量の測定などをおこない，神経因子が主体と考えられる場合には筋電図などによる評価をおこなうことを推奨している．

6. サルコペニア肥満

　サルコペニア肥満とは，サルコペニア診療ガイドライン 2017 年版によれ

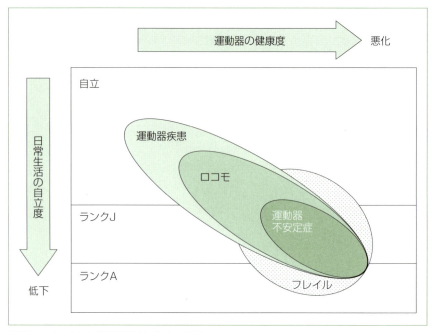

図❷ フレイルと運動器不安定症の関連

(文献8より改変引用)

ば,「サルコペニアと肥満または体脂肪の増加を併せ持つ状態」と説明しており,「四肢骨格筋量の減少と体格指数(BMI)または体脂肪またはウエスト周囲長の増加で操作的に定義される」と記載されている[10]. ただし, その具体的なカットオフ値や評価法の統一はなされていない. サルコペニア肥満を有する高齢者は, 脂質代謝異常, 高血圧症, メタボリック症候群の有病率が高いことや, 骨密度が低く, バランス能力の低下が起こりやすく, 早期に手段的日常生活動作(IADL)が低下することなどが示されている[10].

フレイルは老年症候群の一つであり, オーラルフレイルは口腔機能の視点から, 認知的フレイルは認知機能の視点から提唱された概念である. 一方, 運動器不安定症とは, 加齢に伴い移動機能低下をもたらす疾患の診断を前提に, 一定以上の身体機能低下をきたした場合に付けられる診断名であり, 移

動機能評価やセルフチェックに基づき評価されるロコモより限定された概念である．いいかえれば，ロコモが自覚的評価を主体にしているのに対し，運動器不安定症は医師の診断に基づく．ダイナペニアは，加齢に伴う身体組成や機能変化の中で，筋肉量の減少と筋力低下が必ずしも同調しないという研究結果から，筋肉量の減少を語源とするサルコペニアとは別の概念として提唱され，加齢に伴う筋力低下を示す用語に限定した概念である．サルコペニア肥満は，サルコペニアと肥満の両者が併存した状態を示すものであり，疾患の併存やIADL低下の危険が高いため留意すべき状態である．

（佐竹 昭介）

■ References ■

1) 井口昭久：老年症候群．これからの老年学 サイエンスから介護まで，名古屋大学出版会，名古屋，2000，p.53
2) Ferrucci L *et al*：Clinical problems of aging. In：Kasper DL *et al*, eds. Harrison's Principles of Internal Medicine. McGraw Hill, New York, 2015, pp.73–85
3) Kelaiditi E *et al*：Cognitive frailty：rational and definition from an （I. A. N. A. /I. A. G. G.）international consensus group. *J Nutr Health Aging* **17**：726–734, 2013
4) Gobbens RJ *et al*：In search of an integral conceptual definition of frailty：opinions of experts. *J Am Med Dir Assoc* **11**：338–343, 2010
5) 長寿医療研究開発費事業（27-23）：要介護高齢者，フレイル高齢者，認知症高齢者に対する栄養療法，運動療法，薬物療法に関するガイドライン作成に向けた調査研究班：CQ12 オーラルフレイルの概念ならびに身体的フレイルとの関係は？ フレイル診療ガイド 2018 年版，ライフ・サイエンス，東京，2018，pp.23–24
6) Tanaka T *et al*：Oral frailty as a risk factor for physical frailty and mortality in community-dwelling elderly. *J Gerontol A Biol Sci Med Sci* **73**：1661–1667, 2018
7) 日本整形外科学会：「運動器不安定症」とは．2016
https://www.joa.or.jp/public/locomo/mads.html
8) 帖佐悦男：ロコモティブシンドロームの基礎疾患としての変形性関節症〜虚弱（Frailty）との係わりも含めて〜．*Clin Calcium* **22**：503–511，2012
9) Manini TM *et al*：Dynapenia and aging：an update. *J Gerontol A Biol Sci Med Sci* **67**：28–40, 2012
10) サルコペニア診療ガイドライン作成委員会：CQ2 サルコペニア肥満の定義と意義は？ サルコペニア診療ガイドライン 2017 年版．ライフサイエンス出版，東京，2017，pp.4–6

PART 2	

3 スクリーニング・評価法

　後期高齢者の更なる増加を見込むわが国において，いかにして要介護状態を阻止するか（介護予防）の視点が重要となっている．ここではフレイル，ロコモティブシンドローム（ロコモ），サルコペニアのより早期からの介入をおこなうためのスクリーニングや評価について述べる．

▌▌ フレイルの評価法

　フレイルの評価として現在最も受け入れられている指標は，2001 年にFried らが提唱した CHS（Cardiovascular Health Study）基準[1]（phenotype model，表現型）であり，①体重減少，②倦怠感，③活動性低下，④筋力低下，⑤身体機能低下（歩行速度の低下）の項目のうち，3 つ以上に該当すればフレイルとされる．この Fried の基準をベースにわが国では，日本版 CHS基準（J–CHS 基準）が作成されている（**表❶**）[2]．J–CHS 基準によるフレイル評価は ADL 低下や死亡などを予測し，既存の各種標準的機能評価法との関連性も確認され，その妥当性が検証されている．

　一方，Fried の基準は，身体的フレイルに関する項目のみがあげられており，精神・心理的測面や社会的要因は項目に含まれていない．フレイルの精神・心理的測面や社会的要因については，わが国の介護保険の介護予防事業に導入されている「基本チェックリスト」が包括的指標として活用でき，25問中 8 問以上の該当でフレイルに該当するとされている（**表❷**）[3]．

（葛谷 雅文）

POINT
- フレイルの評価法として「J-CHS 基準」や「基本チェックリスト」がある．
- 「基本チェックリスト」は精神・心理的側面や社会的要因の評価も可能である．

表❶ フレイルの評価法（J-CHS 基準）

項目	指標
体重減少（Shrinking）	6 ヵ月で，2〜3 kg 以上の体重減少
握力（Weakness）	男性 26 kg 未満，女性 17 kg 未満
倦怠感（Exhaustion）	（ここ 2 週間）わけもなく疲れたような感じがする
活動量（Low activity）	①軽い運動・体操をしていますか？，②定期的な運動・スポーツをしていますか，の 2 つの質問にいずれも「していない」と回答
通常歩行速度（Slowness）	通常歩行速度 1 m/秒未満の場合

該当項目数が 0 項目：健常，1〜2 項目：プレフレイル，3 項目以上：フレイル　　　　　　（文献 2 より改変引用）

表❷ 基本チェックリスト

	質問項目	回答		
1	バスや電車で 1 人で外出していますか	0. はい	1. いいえ	手段的 ADL
2	日用品の買い物をしていますか	0. はい	1. いいえ	
3	預貯金の出し入れをしていますか	0. はい	1. いいえ	
4	友人の家を訪ねていますか	0. はい	1. いいえ	社会的 ADL
5	家族や友人の相談にのっていますか	0. はい	1. いいえ	
6	階段を手すりや壁をつたわらずに昇っていますか	0. はい	1. いいえ	運動・転倒
7	椅子に座った状態から何もつかまらずに立ち上がってますか	0. はい	1. いいえ	
8	15 分間位続けて歩いていますか	0. はい	1. いいえ	
9	この 1 年間に転んだことがありますか	1. はい	0. いいえ	
10	転倒に対する不安は大きいですか	1. はい	0. いいえ	
11	6 ヵ月間で 2〜3 kg 以上の体重減少はありましたか	1. はい	0. いいえ	栄養状態
12	身長（　　cm）体重（　　kg）（BMI＝　　）（注）			
13	半年前に比べて堅いものが食べにくくなりましたか	1. はい	0. いいえ	口腔機能
14	お茶や汁物等でむせることがありますか	1. はい	0. いいえ	
15	口の渇きが気になりますか	1. はい	0. いいえ	
16	週に 1 回以上は外出していますか	0. はい	1. いいえ	社会的 ADL（閉じこもり）
17	昨年と比べて外出の回数が減っていますか	1. はい	0. いいえ	
18	周りの人から「いつも同じ事を聞く」などの物忘れがあると言われますか	1. はい	0. いいえ	記憶・もの忘れ
19	自分で電話番号を調べて，電話をかけることをしていますか	0. はい	1. いいえ	
20	今日が何月何日かわからない時がありますか	1. はい	0. いいえ	
21	（ここ 2 週間）毎日の生活に充実感がない	1. はい	0. いいえ	抑うつ気分
22	（ここ 2 週間）これまで楽しんでやれていたことが楽しめなくなった	1. はい	0. いいえ	
23	（ここ 2 週間）以前は楽にできていたことが今ではおっくうに感じられる	1. はい	0. いいえ	
24	（ここ 2 週間）自分が役に立つ人間だと思えない	1. はい	0. いいえ	
25	（ここ 2 週間）わけもなく疲れたような感じがする	1. はい	0. いいえ	

（注）BMI＝体重（kg）÷身長（m）÷身長（m）が 18.5 未満の場合に該当とする．　　　　（文献 3 より引用）

■■■ ロコモの評価法

運動器の衰えは40歳台後半からはじまり，50歳台以降に顕在化する．とくに運動器では変性疾患が多く，進行を予防するための評価法が重要となる．ロコモの評価法としては，スクリーニングが簡便な「ロコチェック」と，将来のロコモになる可能性を判定する「ロコモ度テスト」の2つがある．

1. ロコチェック（ロコモーションチェック）

ロコチェックは，現時点でロコモか否かまたはそれに近いかを，自分自身で気づくために作成された質問票である．7項目のうちいずれか1項目に常に該当すればロコモの可能性があるとしている（図❶）[4]．一般の方にも理解しやすい指標であり，より早期から運動器障害をセルフチェックできるが，各項目に陽性率のばらつきがあるなどの問題点がある．

2. ロコモ度テスト

ロコチェックは要介護に近い方をスクリーニングするための質問票であり，より若年の世代で該当する頻度は少ない．そのため，より幅広い年代で将来のロコモを推測するためのツールとして「ロコモ度テスト」が日本整形外科学会より発表された（2013年5月）．

ロコモ度テストは「立つ」「歩く」機能を評価するもので，①下肢筋力を評価する「立ち上がりテスト」，②歩行能力を評価する「2ステップテスト」，③運動器にかかわる身体・生活状況の自記式質問票「ロコモ25」，の3つのテストから構成される（図❷，図❸，表❸）[4]．ロコモ度テストの結果から，移動機能の低下がはじまっていると判断する段階を「ロコモ度1」，生活は自立しているが移動機能の低下が進行していると判断する段階を「ロコモ度2」とし，移動機能低下の度合いを判定し，疾患や病態の予防，治療，予後などについて判定をおこなう際の基準を設けている（図❹）[4]．　　　　（田中　栄）

POINT

● ロコモの評価法として，「ロコチェック」と「ロコモ度テスト」がある．

PART 2 フレイルとロコモ その異同とは

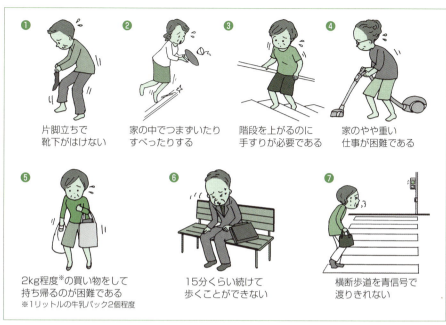

図❶　ロコチェック
7項目のうちいずれか1項目に該当すればロコモの可能性がある．

（文献4より引用）

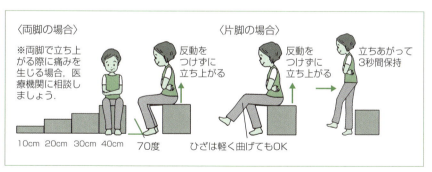

図❷　立ち上がりテスト
①10・20・30・40 cmの台を用意する．まず40 cmの台に両腕を組んで腰をかける．このとき両脚は肩幅くらいに広げ，床に対して脛（すね）がおよそ70度（40 cmの台の場合）になるようにして，反動をつけずに立ち上がり，そのまま3秒間保持する．
②40 cmの台から両脚で立ち上がれたら，片脚でテストをおこなう．①の姿勢に戻り，左右どちらかの脚を上げる．このとき上げたほうの脚の膝は軽く曲げる．反動をつけずに立ち上がり，そのまま3秒間保持する．

（文献4より引用）

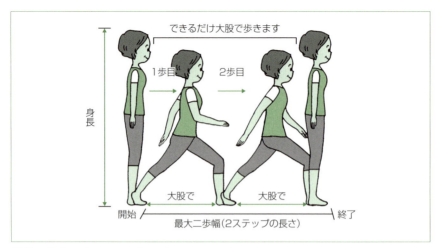

図❸ 2（ツー）ステップテスト
つま先をそろえた静止立位姿勢から大股2歩前進し，つま先をそろえる．
開始肢位から，終了肢位つま先までの長さを測定し，身長比（2ステップ値）を算出する．

（文献4より引用）

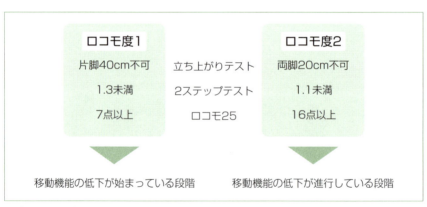

図❹ ロコモ度テスト 臨床判断値
ロコモ度1と判定された人は筋力やバランス力が落ち始めてきており，ロコトレを始めとする運動を習慣づける必要がある．ロコモ度2と判定された人は，仮に現在は生活に支障を感じていなくても，生活に支障が出てくる可能性が高くなっている．特に痛みを伴う場合は，何らかの運動器疾患が発症している可能性もあり，整形外科への受診が勧められる．

（文献4より引用）

表❸ ロコモ 25

■この 1 ヵ月のからだの痛みなどについてお聞きします.

Q1	頚・肩・腕・手のどこかに痛み（しびれも含む）がありますか.	痛くない	少し痛い	中程度痛い	かなり痛い	ひどく痛い
Q2	背中・腰・お尻のどこかに痛みがありますか.	痛くない	少し痛い	中程度痛い	かなり痛い	ひどく痛い
Q3	下肢（脚のつけね，太もも，膝，ふくらはぎ，すね，足首，足）のどこかに痛み（しびれも含む）がありますか.	痛くない	少し痛い	中程度痛い	かなり痛い	ひどく痛い
Q4	ふだんの生活でからだを動かすのはどの程度つらいと感じますか.	つらくない	少しつらい	中程度つらい	かなりつらい	ひどくつらい

■この 1 ヵ月のふだんの生活についてお聞きします.

Q5	ベッドや寝床から起きたり，横になったりするのはどの程度困難ですか.	困難でない	少し困難	中程度困難	かなり困難	ひどく困難
Q6	腰掛けから立ち上がるのはどの程度困難ですか.	困難でない	少し困難	中程度困難	かなり困難	ひどく困難
Q7	家の中を歩くのはどの程度困難ですか.	困難でない	少し困難	中程度困難	かなり困難	ひどく困難
Q8	シャツを着たり脱いだりするのはどの程度困難ですか.	困難でない	少し困難	中程度困難	かなり困難	ひどく困難
Q9	ズボンやパンツを着たり脱いだりするのはどの程度困難ですか.	困難でない	少し困難	中程度困難	かなり困難	ひどく困難
Q10	トイレで用足しをするのはどの程度困難ですか.	困難でない	少し困難	中程度困難	かなり困難	ひどく困難
Q11	お風呂で身体を洗うのはどの程度困難ですか.	困難でない	少し困難	中程度困難	かなり困難	ひどく困難
Q12	階段の昇り降りはどの程度困難ですか.	困難でない	少し困難	中程度困難	かなり困難	ひどく困難
Q13	急ぎ足で歩くのはどの程度困難ですか.	困難でない	少し困難	中程度困難	かなり困難	ひどく困難
Q14	外に出かけるとき，身だしなみを整えるのはどの程度困難ですか.	困難でない	少し困難	中程度困難	かなり困難	ひどく困難
Q15	休まずにどれくらい歩き続けることができますか（もっとも近いものを選んでください）.	2〜3 km 以上	1 km 程度	300 m 程度	100 m 程度	10 m 程度
Q16	隣・近所に外出するのはどの程度困難ですか.	困難でない	少し困難	中程度困難	かなり困難	ひどく困難
Q17	2 kg 程度の買い物（1 リットルの牛乳パック 2 個程度）をして持ち帰ることはどの程度困難ですか.	困難でない	少し困難	中程度困難	かなり困難	ひどく困難
Q18	電車やバスを利用して外出するのはどの程度困難ですか.	困難でない	少し困難	中程度困難	かなり困難	ひどく困難
Q19	家の軽い仕事（食事の準備や後始末，簡単なかたづけなど）は，どの程度困難ですか.	困難でない	少し困難	中程度困難	かなり困難	ひどく困難
Q20	家のやや重い仕事（掃除機の使用，ふとんの上げ下ろしなど）は，どの程度困難ですか.	困難でない	少し困難	中程度困難	かなり困難	ひどく困難
Q21	スポーツや踊り（ジョギング，水泳，ゲートボール，ダンスなど）は，どの程度困難ですか.	困難でない	少し困難	中程度困難	かなり困難	ひどく困難
Q22	親しい人や友人とのおつき合いを控えていますか.	控えていない	少し控えている	中程度控えている	かなり控えている	全く控えている
Q23	地域での活動やイベント，行事への参加を控えていますか.	控えていない	少し控えている	中程度控えている	かなり控えている	全く控えている
Q24	家の中で転ぶのではないかと不安ですか.	不安はない	少し不安	中程度不安	かなり不安	ひどく不安
Q25	先行き歩けなくなるのではないかと不安ですか.	不安はない	少し不安	中程度不安	かなり不安	ひどく不安
	回答数を記入してください　→	0 点＝	1 点＝	2 点＝	3 点＝	4 点＝
	回答結果を加算してください　→	合計			点	

7 点以上がロコモ度 1，16 点以上でロコモ度 2

（文献 4 より引用）

サルコペニアの評価法

　一般的に 70 歳までに 20〜30 歳台と比較すると，骨格筋面積は 25〜30 ％，筋力は 30〜40 ％減少するとされている．骨格筋量の減少は加齢とともに誰でも起こるものであるが，極端に筋肉量が減少し，筋力が低下するとサルコペニアと診断され，要介護状態への移行リスクが高まる[5]．

　サルコペニアの評価は「握力または歩行速度」に加えて「筋肉量」が指標となる．2010 年に海外では The European Working Group on Sarcopenia in Older People（EWGSOP）により，筋力低下（握力：男性 30 kg 未満，女性 20 kg 未満），身体機能低下（歩行速度 0.8 m/秒以下），筋量低下から構成される診断手順，カットオフ値が示された．筋量測定は，DXA（dual energy X-ray absorptiometry）または BIA（bioelectrical impedance analysis）を用いて四肢除脂肪量または四肢骨格筋量を測定して身長で補正する（図❺）．筋肉量の評価は，設備の観点や正確な測定がむずかしいこともあり，プライマリケアの現場では，厳密な診断基準にこだわるよりもスクリーニングを重視して，原因に応じた対応を早期に開始することが重要である．スクリーニング法には，下腿周囲長に注目した「指輪っかテスト」などがある（p.45 参照）．

　その後，欧米の基準は体格や生活習慣も異なり日本を含むアジア人にそのまま適応できないため，2014 年にアジアのワーキンググループ Asian Working Group for Sarcopenia（AWGS）によって判定基準が発表された．2017 年には，日本サルコペニア・フレイル学会より「サルコペニア診療ガイドライン」が公表され，サルコペニアの診断では AWGS の基準を用いることが推奨されている（図❻，❼）[6]．

　また，サルコペニアは，一次性の加齢に基づくもの，二次性の活動不足や疾患，栄養不良によって起こるものに大別される（表❹）[6]．一次性は年齢 65 歳以上を対象，二次性に関してはとくに年齢基準は設けられていない．

（楽木 宏実）

POINT

● サルコペニアの評価は「握力または歩行速度」に加えて「筋肉量」を評価する．

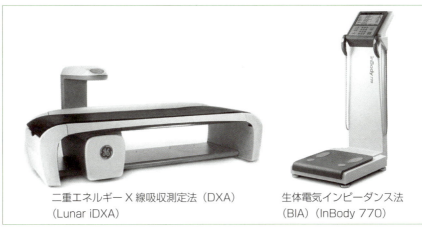

図❺ 筋量測定

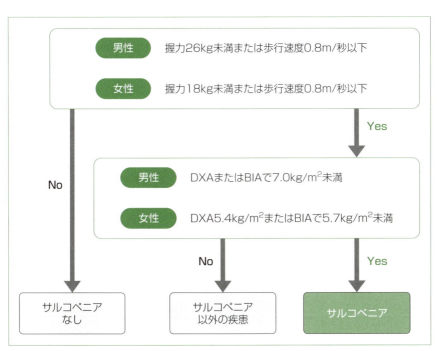

図❻ サルコペニアの診断基準（AWGS）

（文献6より引用）

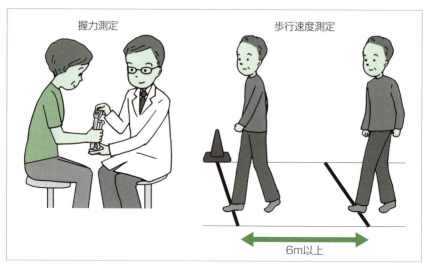

図❼ 握力・歩行速度の測定

握力：左右それぞれ2回ずつ測定して最大値を採用する．測定機器については問わないが，JAMAR握力計が推奨される．坐位で上肢は肘関節を直角にして体幹近くに置き，握力計を検者が支持して被験者が握力計の重さを感じないように測定することを基本とするが，立位，上肢伸展位での測定も可とする．
歩行速度：加速，減速を4m以上の歩行により評価することが望ましい．すなわち，6m以上のスペースを確保し，0mから6mまで歩行し，1mから5mまでの4m歩行に要する時間を測定する．測定回数は原則1回とする．

（文献6より引用）

表❹ 一次性，二次性サルコペニアの違い

一次性サルコペニア	加齢性サルコペニア	加齢以外に明らかな原因がないもの
二次性サルコペニア	活動に関連したサルコペニア	寝たきり，不活発なスタイル，（生活）失調や無重力状態が原因となりうるもの
	疾患に関与するサルコペニア	重症臓器不全（心臓，肺，肝臓，腎臓，脳），炎症性疾患，悪性腫瘍や内分泌疾患に付随するもの
	栄養に関連するサルコペニア	吸収不良，消化器疾患および食欲不振を起こす薬剤使用などに伴う，摂取エネルギーおよび／またはタンパク質の摂取量不足に起因するもの

（文献6より引用）

References

1) Fried LP *et al*：Frailty in older adults：evidence for a phenotype. *J Gerontol A Biol Sci Med Sci* **56**：M146-M156, 2001
2) 長寿医療研究開発費 平成 26 年度 総括報告書：フレイルの進行に関わる要因に関する研究（25-11）.
   http://www.ncgg.go.jp/ncgg-kenkyu/documents/25-11.pdf
3) 厚生労働省：地域支援事業の実施について．平成 18 年
   https://www.mhlw.go.jp/topics/2007/03/dl/tp0313-1a-05_01.pdf
4) 公益社団法人日本整形外科学会/ロコモ チャレンジ！推進協議会：ロコモパンフレット 2015 年度版
   https://locomo-joa.jp/news/upload_images/locomo_pf2015.pdf
5) 葛谷雅文：高齢者医療におけるサルコペニア・フレイルの重要性．日本内科学会雑誌 **106**：557-561，2017
6) サルコペニア診療ガイドライン作成委員会：サルコペニア診療ガイドライン 2017 年版．ライフサイエンス出版，東京，2017

PART 2

4 CGAとフレイル・ロコモ

　フレイルやロコモのスクリーニングは，要介護への移行を回避し健康寿命延伸を図るうえで重要となる．一方，高齢者総合的機能評価（CGA）は高齢者の生活機能を包括的に評価し，適切な治療やケアにつなげていくものである．ここではこれらの共通点や違いなどの関係性に言及しながら高齢者のスクリーニングについて述べる．

▍▍▍フレイルとロコモ

　高齢になると心身の機能や生活機能が低下しやすく，一定以上低下した場合，疾患として医療機関で治療を受けたり，障害として社会的支援を受けたりする．フレイルとは高齢期に心身の機能が低下し，要介護状態に陥りやすい状態を表す．フレイルになると，歩行機能，認知機能，気分，摂食機能（口腔機能や食欲），栄養状態，排泄機能などの低下が生じる（図❶）．これらの機能障害は日常生活動作（ADL）の低下につながり，生活自立能力の喪失，すなわち要介護に向かわせる．フレイルには身体的要因，精神・心理的要因，社会的要因がかかわる．身体的要因は歩行機能などであり，ここにロコモティブシンドローム（ロコモ）やサルコペニアがかかわる．精神・心理的要因は主として認知機能障害，うつによるものである．身体的，精神・心理的要因は内因性であり，社会的要因は独居，閉じこもり，孤独，経済的問題などが原因となって生活を送ることが困難になる状態であり外因性である．

　フレイルの評価方法はさまざまあるが，最もよく使われているのは Fried らの方法であり，体重減少，動作緩慢，筋力低下，易疲労感，低活動性の5つの項目のうち3つ以上当てはまる場合にフレイルと評価される[1]．しかしながら，Fried の基準には認知機能や社会的要因は入っていない．日本では，介護予防のための基本チェックリストがフレイル評価に当たる．基本チェッ

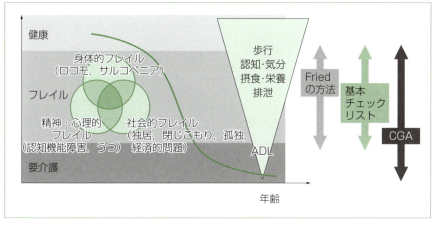

図❶ 心身の機能の低下（フレイル）
加齢とともに心身の機能が低下することによって，ADLが低下し，要介護になる危険が高い状態となる．

クリストは手段的ADL，社会的ADL，運動器，栄養，口腔機能，閉じこもり，認知機能関連，うつに関する25項目が入っており，バランスの取れたフレイル評価尺度と言うことができる．一方，ロコモは運動器の障害のために歩行（移動）能力が低下している状態である．診断方法は前稿に記載のとおりであり，関節の変形や可動域制限，疼痛，姿勢の変化，筋力低下，バランス能力の低下が主因となる．フレイル，ロコモ，サルコペニアの概念は重複する部分が大きい．ロコモとサルコペニアは身体的フレイルの主要因であり，フレイルには精神・心理的要因，社会的要因が加わっている．一方，ロコモは関節や脊椎の障害などが強調されている（図❷）．

> **POINT**
> ● ロコモとサルコペニアは身体的フレイルの主要因であり，フレイルはさらに精神・心理的要因，社会的要因が含まれる．

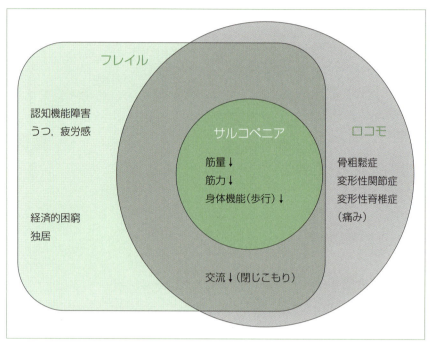

図❷ フレイル・ロコモ・サルコペニアの概念

高齢者総合的機能評価（CGA）とは

　心身の機能が低下した高齢者が地域で安心して暮らしていくためには，生活に基づいた疾患管理が必要であり，さまざまな職種と連携する必要がある．そのためには患者が置かれている医療・療養状況を把握する必要がある．そのような作業の手助けになるのが高齢者総合的機能評価（CGA）である．CGA は高齢者の日常生活機能を評価する手段であり，具体的には ADL，認知機能，生活意欲，気分（うつ），毎日の生活の様子などを評価するものである（図❸）．ADL の評価は基本的 ADL（BADL），手段的 ADL（IADL），障害高齢者の日常生活自立度（JABC）などでおこなう．認知機能は Mini Mental State Examination（MMSE）や改訂長谷川式簡易知能評価（HDS-R）などを用いる．生活意欲は Vitality Index[2]ややる気スコア[3]などを用いる．うつについては Geriatric Depression Scale 15（GDS15）で評価する．

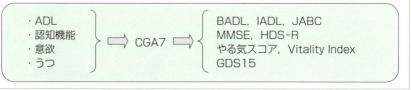

図❸ 高齢者総合的機能評価（CGA）

　なお，CGA をすべての対象者におこなうことは現実的でないので，スクリーニングとして CGA7（表❶）[4]）をおこなう．CGA7 は CGA の簡易版であり，CGA の各検査項目の中から感度が高い 7 項目を抽出したものである．7 項目のいずれかに問題があった場合，その項目について"次へのステップ"にある，詳細な総合機能評価をおこなえばよい．

　CGA は入院中にもおこなうべきである．なぜなら，患者が自宅に退院できるかどうかは，病状だけでなく，生活能力，退院後の療養状況に依存するからである．したがって，CGA を病状の安定が見込まれた後，早期におこなうべきである．実際，これをおこなった場合，総合評価加算 100 点を請求することができる．ただしその際，日本老年医学会が主催する高齢者医療研修会に参加し施設基準を満たすこと，総合機能評価の結果を患者および家族らに説明し，要点を診療録に記載する必要がある．

【CGA の実例】

　CGA の実例を紹介する．症例は，糖尿病，高血圧症のため外来に通院していた 75 歳の女性．時折，外来面接中に被害妄想的な発言がみられることが

表❶ CGA7：評価内容・正否と解釈・次へのステップ

番号	CGA7 の質問	評価内容	正否と解釈	次へのステップ
①	<外来患者> 診察時に被験者の挨拶を待つ	意欲	正：自分から進んで挨拶する 否：意欲の低下	Vitality Index
	<入院患者・施設入所者> 自ら定時に起床するか，もしくはリハビリへの積極性で判断		正：自ら定時に起床する，またはリハビリその他の活動に積極的に参加する 否：意欲の低下	
②	「これから言う言葉を繰り返して下さい（桜，猫，電車）」，「あとでまた聞きますから覚えておいて下さい」	認知機能	正：可能（できなければ④は省略） 否：復唱ができない ⇒ 難聴，失語などがなければ中等度の認知症が疑われる	MMSE・HDS-R
③	<外来患者> 「ここまでどうやって来ましたか？」	手段的ADL	正：自分でバス，電車，自家用車を使って移動できる 否：付き添いが必要 ⇒ 虚弱か中等度の認知症が疑われる	IADL
	<入院患者・施設入所者> 「普段バスや電車，自家用車を使ってデパートやスーパーマーケットに出かけますか？」			
④	「先程覚えていただいた言葉を言って下さい」	認知機能	正：ヒントなしで全部正解．認知症の可能性は低い 否：遅延再生（近時記憶）の障害 ⇒ 軽度の認知症が疑われる	MMSE・HDS-R
⑤	「お風呂は自分ひとりで入って，洗うのに手助けは要りませんか？」	基本的ADL	正：⑥は，失禁なし，もしくは集尿器で自立．入浴と排泄が自立していれば他の基本的ADLも自立していることが多い 否：入浴，排泄の両者が× ⇒ 要介護状態の可能性が高い	Barthel Index
⑥	「失礼ですが，トイレで失敗してしまうことはありませんか？」			
⑦	「自分が無力だと思いますか？」	情緒・気分	正：無力と思わない 否：無力だと思う ⇒ うつの傾向がある	GDS-15

(文献4より引用)

あったが，コミュニケーションに障害はなかった．猛暑の夏，熱中症で入院した際，補液で状態は改善したが，軽快後も話のつじつまが合わないことに気がついた．このため，包括的高齢者評価をおこなった．その結果，MMSEの低下とIADLの障害（買物，食事の準備，服薬管理，金銭管理が不可）があることが判明した（のちに認知症と診断）．この女性は独居であったため，退院後一人で食事療法，服薬管理をおこなうことはできないと判断し，地域包括支援センターを通じて介護保険を申請し，各種サービスの導入をおこなうこととした．このようにして，CGAを実施することによって，患者の生活を具体的に把握し，問題点に対して生活支援対策や疾患管理計画を立てることができた．

CGAとフレイル・ロコモとの関係

　冒頭に記したように，加齢に伴って心身の機能が低下する過程で，歩行機能，認知機能，気分，摂食機能（口腔機能や食欲）とそれに伴う栄養状態，排泄機能などの低下が生じる（図❶）．このような機能の低下（もしくは障害）を評価する方法がロコモ，フレイル，CGAである．ロコモはおもに運動機能からの評価であり，フレイルはそれに精神・心理面，社会性の評価が加わったものである．CGAはADL，精神・心理（具体的には認知・気分・意欲），社会性を評価するものであり，それぞれ出自が異なるので，3つを同じ次元で比較することはむずかしい．しかしながら，フレイルとロコモは障害，要介護の予防に主点が置かれているのに対して，CGAは障害，要介護の状態も含めた評価方法である（図❶）．実際にはフレイルの評価としてCGAが使われることもあるし，CGA評価の一部としてフレイルやロコモを用いても差し支えない．

POINT

- ● CGAは高齢者の日常生活機能の把握に役立ち，日常生活動作（ADL），認知機能，生活意欲，気分（うつ），毎日の生活の様子などを評価する．
- ● CGAによる評価が，生活支援対策や疾患管理計画の立案につながる．

CGA 以外の評価法

　高齢期の心身の機能低下を評価する方法はCGA以外にもさまざまある．た
とえば口腔機能・摂食・嚥下であれば舌圧，水飲みテストなど，栄養面であれ
ば mini-nutritional assessment（MNA），排泄面であれば過活動膀胱症状質問
票（OABSS）などである．これらも病態特異的なCGAである．したがって，
その患者においてどの機能が低下しているかをまずおおまかに把握し，次に
低下していそうな部分を重点的に評価するのが妥当な手順である．

（神﨑 恒一）

POINT

● フレイルの評価としてCGAを用いたり，CGA評価の一部としてフレイルやロ
コモを評価してもよい．
● MNAやOABSSなどの病態特異的な評価法もある．最初は機能低下を大まか
に評価し，次に低下していそうな箇所を重点的に掘り下げて評価する．

References

1) Fried LP *et al*：Frailty in older adults：evidence for a phenotype. *J Gerontol A Biol Sci Med Sci* **56**：M146-M156, 2001
2) Toba K *et al*：Vitality Index as a useful tool to assess elderly with dementia. *Geriatr Gerontol Int* **2**：23-29, 2002
3) 岡田和悟ほか：やる気スコアを用いた脳卒中後の意欲低下の評価. 脳卒中 **20**：318-323, 1998
4) 日本老年医学会：老年医学系統講義テキスト. 西村書店，新潟，2013

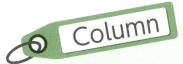

指輪っかテスト ―だれでもどこでも簡単チェック法―

　地域におけるフレイル対策を，より早期から講じる意義はその可逆性にある．フレイルとは不可逆的に老衰した状態とは一線を画し，しかるべき介入による可逆的な改善が期待できる状態である．しかしながら，フレイルの多くは痛みなどの主訴を伴わず，状態悪化が顕在化するころには可逆性が失われてしまう．よって，フレイル度合いをより早期からチェックできる簡便なスクリーニング指標が必要である．

　サルコペニアは四肢骨格筋量の減少に，筋力や身体機能の低下が併存した病態であり，身体的フレイルの中核をなす．しかしながら，高額機器や時間・空間など，その評価には地域はもとより臨床現場でも課題が多い．そこで，筆者らはサルコペニアの簡易スクリーニング法「指輪っかテスト」を開発した．

　「指輪っかテスト」は，両手の親指と人差し指で輪（指輪っか）を作り，椅子に腰掛け前かがみとなり，利き足とは逆の腓腸の最太部をそっと囲むだけのテストである．指輪っかで囲めないほど腓腸が太い人と比べると，囲める人はサルコペニアの発症リスクが約3倍も高いことがわかっている[1]．さらに，指輪っかで隙間ができるほど腓腸が細い人は，サルコペニアどころか要介護や死亡リスクですら高かった．「指輪っかテスト」は自身の手を使うため，体格によらないチェック法である点も特徴であり，すでに全国で取り入れられている．以上より，「指輪っかテスト」は一切の機器を必要とせず，自分自身でチェック可能なサルコペニア簡易スクリーニング法として有用である．同時に，サルコペニアに対して国民の注意を引き，かつ高齢女性の"足は太い方が恥ずかしい"という固定認識からの脱却を図るツールとしても有用である．さらに，サルコペニア診療ガイドライン2017年版でも推奨されている[2]．最後に，「指輪っかテスト」はあくまでスクリーニング指標であり，指輪っかテストで囲める人には，より精緻な検査を実施すべきである．　　　　　（田中 友規，飯島 勝矢）

① 親指と人差し指で指輪っかをつくる

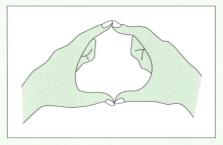

② 利き足ではないほうのふくらはぎの最も太い部分をつかむ
　※ギュッと締め付けない
③ 指が届き，隙間ができた場合サルコペニアの可能性が高い

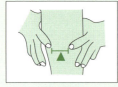
囲めない

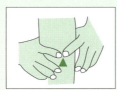
ちょうど囲める

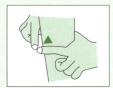
隙間ができる

低い	サルコペニアの危険度	高い

References

1) Tanaka T *et al*：" Yubi-wakka"（finger-ring）test：A practical self-screening method for sarcopenia, and a predictor of disability and mortality among Japanese community-dwelling older adults. *Geriatr Gerontol Int* **18**：224-232, 2018
2) サルコペニア診療ガイドライン作成委員会：サルコペニア診療ガイドライン2017年版. ライフサイエンス出版，東京，2017

PART 3

基本的な
予防と介入

フレイル・ロコモ 介入の意義

PART 3 / 1

　フレイル・ロコモティブシンドローム（ロコモ）は，要介護状態に至る重要な因子として位置づけられ，健康寿命延伸を目指すうえで大切な病態である．厚生労働省から発表された平成28年の要介護に至る原因疾患のなかで，第1位は脳血管障害から認知症に入れ替わったが，3〜5位はフレイルやロコモに関連する「高齢による衰弱」「関節疾患」「転倒・骨折」であり，その占める割合は約40％にのぼる．フレイル・ロコモは予防可能で介入効果を見込めることから，その徴候に気づき適切な介入が求められる．

フレイルに対する介入

　フレイルとロコモはいずれも要介護に至る主要因であり，またいずれもサルコペニアという疾患を内包している．フレイルは身体的フレイル以外にも，認知機能障害やうつなどの精神・心理的フレイル，独居や閉じこもりといった社会的フレイルを含む広範な概念であり，さまざまな要因が関与する．よって，複数ある介入のポイントを医師のみならず多職種で情報共有することが重要である．高齢者の包括的な評価をおこなう場合には，基本チェックリスト（KCL）や高齢者総合的機能評価（CGA）などが有用と考えられる．身体的フレイルに対する介入は栄養・運動療法が基本となり，運動習慣の構築，活動的な生活，食事提供体制や食習慣の見直しなどがまずは求められる．また，多くの慢性疾患の不適切な管理や使用薬剤によってもフレイルを引き起こす可能性もある．一方，精神・心理的フレイル，社会的フレイルについては，認知機能低下を含む精神心理面への対応や社会参加の支援などがあげられるが，これらの定義，診断法，さらには介入法などに対するコンセンサスはなく個別のアプローチに留まるのが現状である．

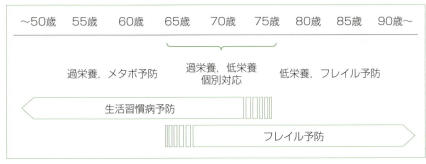

図❶ メタボとフレイルのギアチェンジ

(文献2より改変引用)

1. 栄養・運動療法による介入

　食事摂取量が不足した高齢者では筋量が低下し，低栄養やサルコペニアを生じる．これらは互いに影響し合い悪循環を形成する（フレイルサイクル）[1]．この負のスパイラルによって，サルコペニアは増悪し，基礎代謝自体が低下，それに活動量および消費エネルギー量の低下が加わり，食欲の低下，さらには摂食量が低下し栄養状態はさらに悪化する．人体の代謝や栄養はフレイルの発生・進行に深く関与することからも栄養状態の改善は重要といえる．また，壮・中年期ではメタボリックシンドロームに代表されるような高カロリーや過栄養への介入が主であるが，フレイルでは低栄養への介入が中心となり，栄養管理の考え方は生活習慣病とフレイルとでは大きく異なることに注意が必要である（図❶）[2]．栄養療法による介入は十分なタンパク質の摂取が基本となる．最低 1.0 g／kg 体重／日，可能であれば 1.5 g／kg 体重／日程度のタンパク質摂取を目指す[3]．もちろん腎機能障害があればその限りではない．ビタミンDに関しても，血中ビタミンDが低下している高齢者に対してビタミンDを補充することはサルコペニアの改善につながることが知られている．

POINT

● フレイルへの介入として栄養・運動療法，口腔ケアなどがあり，多職種による連携を取り入れ，その徴候を見逃さないことが重要となる．

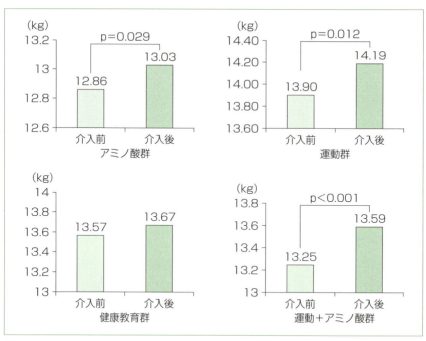

図❷ 3ヵ月間の介入前後における骨格筋量変化の群間比較

(文献4より引用)

　一方,介入研究の結果から栄養介入だけでは十分でないことが報告されている.高齢者の筋肉量の減少は,筋線維の数の減少のみならず,筋線維の萎縮が起こっている.筋線維の肥大と萎縮は筋線維内の筋タンパク質量に依存しており,筋タンパク質の合成と分解のバランスに左右される.筋タンパク質の合成(同化)は栄養(とくにロイシンを初めとする分岐鎖アミノ酸)のみならず,運動やホルモン(インスリン,IGF-1)などにより誘導されることがわかっている.栄養とともに運動を組みあわせた介入が重要と考えられ,サルコペニアを有する高齢者を対象とした栄養・運動療法の介入研究では,それぞれ単独による介入よりも「栄養＋運動」の複合介入がより有効であることが示されている(図❷)[4].サルコペニアの予防・治療に対する運動は筋肉に負荷をかけるレジスタンス運動が有酸素運動より効果的とされ,ロコモーショントレーニング(ロコトレ)でおこなうような片脚立ちやスクワッ

トも有効である.

2. その他の介入

1) 服薬状況の確認

　高齢者では一般的に薬効が強くあらわれやすく，予期せぬ薬物有害反応（adverse drug reaction：ADR）をきたしやすい．また，複数の疾患を併発することが多く，多剤服用（ポリファーマシー）となりやすい．高齢者の ADR は重症化例も多く，とくに受診する医療機関が複数にまたがる場合などには注意を要する．抑うつ傾向，食欲不振，認知機能障害といったフレイル様の症状が，医原性の ADR によりもたらされることもあり，長期にわたり気づかれずに発見が遅れることもある．ポリファーマシーはフレイルの危険因子であり，服薬状況について情報を詳細に収集し，薬剤師を含めて多職種で共有することが重要である.

2) 口腔ケアの実施

　高齢者の低栄養の発生には，歯の喪失や噛む力の衰え（咀嚼機能低下），飲み込む力の衰え（嚥下機能低下）といった口腔機能の低下が関与する．近年，このような歯や口腔における軽微な衰えを「オーラルフレイル」と呼び，身体的フレイルを引き起こす要因として注目されている．オーラルフレイルの指標として「食事の際にむせることが増えた」「食べこぼしが多くなった」「固いものが噛めなくなってきた」「滑舌が悪くなった」などがあげられる．これらの徴候はフレイルの前段階あるいは初期段階として位置づけられ，この段階を軽視したり放置したりすると身体的なフレイルへと移行し，やがて不可逆的な状態へと進行することとなる．しっかり噛んで食べることの重要性を啓発しリテラシーを高め，定期的な歯科受診や口腔ケアの実施，専門的な対応が必要な場合にはその橋渡しをするなどの対応が求められる.

3) 栄養補助食品・漢方処方

　栄養は食事からの摂取が基本となるが，十分に摂れない場合などには経口的栄養補助（oral nutrition supplement：ONS）などの活用も考慮される．ま

た，必須アミノ酸補充による筋肉量や筋力に及ぼす影響を検討した研究が複数報告されているが，とくにロイシン高配合のアミノ酸製剤の有効性が指摘されている[5]．

一方，漢方医学では「腎虚」「虚証」といったフレイルに近い概念が古くから知られており，補中益気湯，十全大補湯，人参養栄湯などの補剤がフレイルの改善に寄与する可能性が指摘されている．

■ ロコモへの介入・予防

ロコモは「運動器を長持ちさせ，生涯にわたり立ち，歩き続けるための対策」として打ち出された概念で，「運動器の障害によって，移動機能が低下した状態」をいう．フレイルと類似した概念であり，その取り組みは身体的フレイルの予防につながる．また，運動器の障害は自立した日常生活に直結し社会性の維持にも影響することからも，ロコモ対策は精神・心理的フレイルや社会的フレイルの観点からも有用と思われる．

ロコモの要因は，可変因子として「運動習慣がないこと」「不適切な栄養摂取」「活動性の低い生活習慣」があげられ，不変因子として「加齢」「遺伝的な素因」などがあげられる．これらの要因が放置されると運動器の脆弱化が進み，骨粗鬆症，変形性関節症，腰部脊柱管狭窄症などを生じたり，筋力低下によるサルコペニアが生じバランス能力などの運動機能が低下する．さらに進行すると，起立，着座，歩行，階段昇降などの移動機能が低下することで自立した生活が困難となり要介護状態に至る．ロコモ対策は，このような可変因子のコントロールとともに運動器疾患に対する加療が中心となる．

ロコモの評価法として「ロコチェック」や「ロコモ度テスト」があるが，これらの評価を通じて自身のロコモの危険度を把握することが重要である．ロコチェックは，7項目のうち1つでも該当すれば運動機能が有意に低下していることが横断的調査で明らかにされている．しかし，ロコチェックに該当しない場合でもロコモのリスクがないとはいえず，そこで運動器の機能を直接評価する方法として「ロコモ度テスト」がある．ロコモ度テストは2つの運動機能の評価（「立ち上がりテスト」と「2ステップテスト」）と25項目

からなる自記式質問票（「ロコモ25」）から構成される．このロコモ度テスト
はスクリーニングとしてロコモの評価，病態の診断，ロコモの経過，介入効
果判定など幅広くロコモの評価に使用できる．

　ロコモ予防としては，進行の原因となる「運動」「栄養」「生活習慣」の改
善があげられる．なかでも運動は重要で，運動の習慣化はロコモ予防につな
がる．自らの足で歩くためには「立つ」「歩く」「座る」動作が必要となるこ
とから，下肢筋力とバランス能力を鍛えるための必要最小限の運動として
「スクワット」と「片脚立ち」をロコトレとして推奨している．スクワットは
立ち座りに必要な下肢筋力全体を鍛える，片脚立ちは歩行に必要なバランス
能力を高めるために効果的な運動とされている．

（葛谷 雅文）

POINT

● ロコモの予防には運動習慣が重要である．

References

1) Xue QL *et al*：Initial manifestations of frailty criteria and the development of frailty phenotype in the Women's Health and Aging Study II . *J Gerontol A Biol Sci Med Sci* **63**：984-990, 2008
2) 葛谷雅文：高齢者における栄養管理 ギアチェンジにおける考え方．日本医事新報 **4797**：41-47, 2016
3) Deutz NE *et al*：Protein intake and exercise for optimal muscle function with aging：recommendations from the ESPEN Expert Group. *Clin Nutr* **33**：929-936, 2014
4) Kim HK *et al*：Effects of exercise and amino acid supplementation on body composition and physical function in community-dwelling elderly Japanese sarcopenic women：a randomized controlled trial. *J Am Geriatr Soc* **60**：16-23, 2012
5) Børsheim E *et al*：Effect of amino acid supplementation on muscle mass, strength and physical function in elderly. *Clin Nutr* **27**：189-195, 2008

PART 3

2 運動療法とフレイル・ロコモ

　フレイルやロコモティブシンドローム（ロコモ），また両概念の中核をなすサルコペニアに対する介入として運動療法があげられる．近年，高齢者に対する運動療法の有効性が多数報告されている．健康長寿達成のためにもより早期からの運動療法による介入や，青年～中年期における運動の習慣化が重要である．

骨格筋の基礎知識

　骨格筋は成人男性で体重の約40％，成人女性では約35％を占め，生体内で最大の臓器・組織である．また，骨格筋は収縮特性から2種類の筋線維タイプに分けられる．ミトコンドリアが多く，収縮速度は遅いが持久的（有酸素的）能力に優れる遅筋（slow-twitch：ST）線維と，ATPase活性が高く，大きな収縮力を生み出せるが持久的能力が低い速筋（fast-twitch：FT）線維である．なお，ST線維はタイプⅠ線維，FT線維はタイプⅡ線維とも呼ばれる．さらに，FT線維は，持久的能力も合わせ持つFTa（タイプⅡa）線維と，持久的能力に乏しく瞬間的収縮力に富むFTb（タイプⅡb）線維の2種類に区分される（**表❶**）[1]．加齢に伴う筋線維の減少は，FT線維に顕著であることが報告されている．筋の再生能力の大部分を担っているのは骨格筋幹細胞である筋サテライト細胞（筋衛星細胞）であるが，加齢に伴う筋サテライト細胞の減少は，FT線維において顕著である（**図❶**）[2]．すなわち，加齢性の筋萎縮がFT線維に顕著である背景には，FT線維での筋サテライト細胞数の減少が影響している可能性がある．

　また，運動強度が増すにつれて動員される筋線維はST線維からFTa線維，そしてFTb線維と順次動員される（サイズの原理）．一般的に，加齢に伴って高強度の運動を実施する機会は減少する．したがって，FT線維への運動刺

表❶ 筋線維の分類と特性

	筋 線 維				
	ST タイプⅠ		FTa タイプⅡa		FTb タイプⅡb
収縮速度	遅 い	<<	速 い	=	速 い
酸化能力	高 い	>>	中 間	>	低 い
解糖能力	低 い	<<	高 い	=	高 い
疲労耐性	高 い	>>	中 間	>	低 い

>>は大きな差異があることを，>は差異があることを，＝はほとんど差異がないことを示す．

(文献1より引用)

激の低下も選択的な萎縮に影響を及ぼすものと考えられている．加齢による筋萎縮の特徴として，筋線維の萎縮に留まらず，筋線維数の減少がある．筋線維数の減少もFT線維に顕著であり，骨格筋全体が遅筋化することを意味する[3]．一方，長期間のベッドレスト（ベッド療養）などによる廃用性筋萎縮の特徴としては，筋線維数の減少は認められず，FT線維に比較し，ST線維の萎縮が顕著であることがあげられる[4]．廃用性筋萎縮は抗重力筋で顕著であり，姿勢保持・制御機能が低下し，立位や歩行などの重力に抗した筋活動が困難となる．

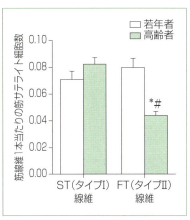

図❶ 若年者と高齢者の筋線維タイプ毎の筋サテライト細胞数

*若年者 vs. 高齢者（p<0.01），#ST線維 vs. FT線維（p<0.01）

(文献2より引用)

> **POINT**
> ● 骨格筋は持久的能力に優れるST（タイプⅠ）線維と瞬間的収縮力に優れるFT（タイプⅡ）線維に分けられ，高齢者ではFT線維の減少が顕著である．

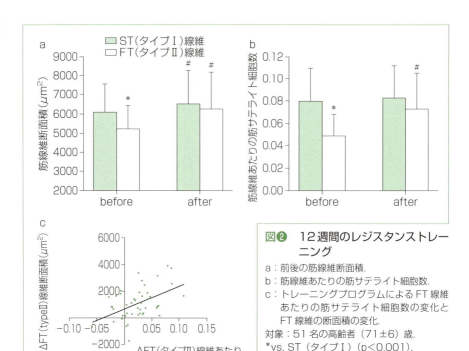

図❷ 12週間のレジスタンストレーニング
a：前後の筋線維断面積.
b：筋線維あたりの筋サテライト細胞数.
c：トレーニングプログラムによるFT線維あたりの筋サテライト細胞数の変化とFT線維の断面積の変化.
対象：51名の高齢者（71±6）歳.
*vs. ST（タイプⅠ）（p＜0.001）.
#vs. トレーニング前（p＜0.05）
（文献6より引用）

フレイル・サルコペニアと運動療法

　システマティックレビューにより一次性サルコペニアの運動介入による骨格筋量増加に関する研究では，最大挙上重量（1 RM）の80％以上の強度で，挙上回数8〜12回/セットを2〜3セット，週3回の頻度で，3ヵ月以上の期間の筋力トレーニングが必要であるとしている[5]．ほぼ同様のトレーニングを51名の高齢者（71±6歳）におこなった研究[6]では，トレーニングにより筋線維断面積はST・FT線維ともに増加するが（図❷a），筋サテライト細胞数はFT線維のみの増加であったことが報告されている（図❷b）．また，筋サテライト細胞数が増加した者ほど，FT線維の断面積も増加した（図❷c）．さらに，トレーニングによりST・FT線維間の断面積や筋サテライト細胞数に有意な差は認められなくなった（図❷a, b）．すなわち，加齢が原因である一次性サルコペニアの明らかな骨格筋量増加には，この程度の強度・量（回数）・

頻度・期間が必要なのであろう.

　一方，低強度レジスタンストレーニングであっても高齢者の筋肥大に効果を及ぼすとの研究が，近年数多く報告されるようになった．筋肥大の効果は力積（例：強度×回数）に影響され，強度が低くとも回数を多くおこなうことで，高強度レジスタンストレーニングと同等の効果が得られ，筋線維タイプの違いによる肥大の差も認められなかった[7]．高齢者の筋タンパク質合成速度でも同様の結果が報告されており[8]，低強度であっても段階的に回数を増加させることによって，高齢者の筋肥大あるいは筋萎縮の抑制が期待される．また，低強度（50％1 RM，8回×3セット，2回/週，12週間）であっても，負荷の上げ下げをそれぞれ3秒以上でゆっくりおこなうスロートレーニング（スロトレ）により，高齢者（59～76歳）の筋肥大効果が認められたとの報告もある[9]．スロトレは血圧を上昇させず，動脈スティフネスを低下させることが明らかとなっており，血圧上昇や動脈硬化が懸念される高齢者のレジスタンストレーニングとして注目される[10]．

　骨格筋量が減少することにより，転倒・骨折や要介護，メタボリックシンドロームなどのリスクが高まることが報告されている．興味深いことに，これらのリスクは骨格筋量よりも筋力のほうに強く関連がみられ，さまざまなリスクは骨格筋の量より機能に影響されることが示唆されている[11]．フレイルやロコモの予防・改善には，より軽度のトレーニングでも効果がみられたことが報告されている．

　フレイルと思われる70～89歳の高齢者213名に対して，主観的運動強度ボルグスケール13（ややきつい）と感じる強度の歩行150分/週を中心とした運動に，ボルグスケール15～16の筋力トレーニングとバランス・柔軟性トレーニングを加えた運動介入研究では（実際の運動介入は，導入期・移行期・維持期の3つのフェーズに分け適応した），1年後にSPPB（Short Physical Performance Battery）ならびに400 m歩行速度に有意な改善を認めた（図❸）[12]．

POINT

● 低強度のレジスタンストレーニングであっても，回数を多くおこなうことによって，高強度と同等のトレーニング効果が得られる.

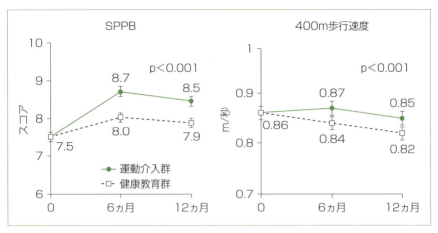

図❸ 高齢者に対する運動介入
1年間の介入期間中，運動介入群は健康教育群と比較し，有意にSPPBと400m歩行速度が改善した．
(文献12より引用)

ロコモとロコトレ

　ロコモは運動器の脆弱性を早期に発見し，その改善を図ることで要介護状態への移行を防ぐことを目的としている．その対策としてロコモーショントレーニング（ロコトレ）が2009年に日本整形外科学会より発表された．ロコトレは，バランス能力を改善する開眼片脚立ちと下肢筋力を向上させるスクワットから構成される（図❹）[13]．2013年にはヒールレイズとフロントランジをロコトレプラスとして追加している（図❺）[13]．2ヵ月間のロコトレの実施で，ロコチェックによりロコモと判定された高齢者（69〜90歳）26名（男性4名，女性22名）の開眼片脚立ち，Timed Up & Go Test，Functional Reach Testに改善が認められ[14]，地域在住の閉経後女性（76.6±5.6歳）151名に2ヵ月間のロコトレ介入で，開眼片脚立ち，10m最速歩行時間，膝伸展筋力の改善が報告されている[15]．

　一方，現在，わが国はロコモ度1に40歳未満であっても男女共に20％以上が，40歳台では40％前後，50歳台では約50％が該当している状況にある[16]．この年代のロコモ予防に，ロコトレやロコトレプラスのみの運動で有効というのは現実的ではない．25〜50歳時の，ある程度，高強度の運動習

a. 片脚立ち

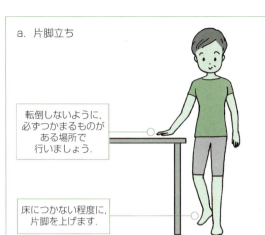
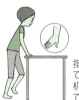

- 姿勢をまっすぐにして行うようにしましょう．
- 支えが必要な人は，十分注意して，机に両手や片手をついて行います．

転倒しないように，必ずつかまるものがある場所で行いましょう．

床につかない程度に，片脚を上げます．

指をついただけでもできる人は，机に指先をついて行います．

b. スクワット

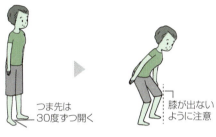
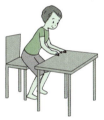

机に手をつかずにできる場合は手を机にかざして行います．

つま先は30度ずつ開く

膝が出ないように注意

1. 肩幅より少し広めに足を広げて立ちます．つま先は30度くらいずつ開きます．
2. 膝がつま先より前に出ないように，また膝が足の人差し指の方向に向くように注意して，お尻を後ろに引くように身体をしずめます．

スクワットができないときは，イスに腰かけ，机に手をついて立ち座りの動作を繰り返します．

図❹　ロコモーショントレーニング

a：片脚立ち（バランス能力をつけるロコトレ）．左右1分間ずつ，1日3回おこなう．
b：スクワット（下肢筋力をつけるロコトレ）．深呼吸をするペースで5〜6回くり返す．1日3回おこなう．動作中は息を止めないようにする．膝に負担がかかりすぎないように，膝は90度以上曲げないようにする．太ももの前や後ろの筋肉にしっかり力が入っているか，意識しながらゆっくりおこなう．支えが必要な人は，十分注意して，机に手をついておこなう．

（文献13より引用）

> **POINT**
> - ロコトレは，開眼片脚立ちとスクワットから構成される．
> - 青年〜中年期における運動の習慣化がフレイル・ロコモ予防に貢献する．

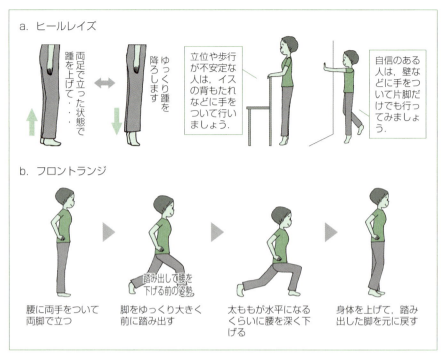

図❺ ロコトレプラス
a：ヒールレイズ（ふくらはぎの筋力をつける）．1日の回数の目安：10～20回（できる範囲で）×2～3セット．バランスを崩しそうな場合は，壁や机に手をついておこなう．踵を上げすぎると転びやすくなるので注意する．
b：フロントランジ（下肢の柔軟性，バランス能力，筋力をつける）．1日の回数の目安：5～10回（できる範囲で）×2～3セット．上体は胸を張って，よい姿勢を維持する．大きく踏み出しすぎてバランスを崩さないよう気をつける．

（文献13より引用）

慣が，高齢期の握力や歩行速度，片脚立ち時間に関連していたとの報告もある[17]．すなわち，青年～中年期における運動の習慣化が，サルコペニア・フレイル・ロコモの予防に貢献するものと思われる．

（石井 好二郎）

■ References ■

1) 和田正信ほか：筋線維の種類とその特徴．入門運動生理学　第4版，勝田茂編，杏林書院，東京，2015，pp.12-20

2) Verdijk LB et al：Satellite cell content is specifically reduced in type II skeletal muscle fibers in the elderly. Am J Physiol Endocrinol Metab 292：E151-E157, 2007

3) Trappe SW et al：Skeletal muscle characteristics among distance runners：a 20-yr follow-up study. J Appl Physiol 78：823-829, 1995

4) 町田修一ほか：サルコペニアのメカニズム．サルコペニアの基礎と臨床，鈴木隆雄監修，真興交易，東京，2011，pp.22-31

5) 宮地元彦ほか：サルコペニアに対する治療の可能：運動介入効果に関するシステマティックレビュー．日本老年医学会雑誌 48：51-54，2011

6) Verdijk LB et al：Satellite cells in human skeletal muscle；from birth to old age. Age（Dordr）36：545-557, 2014

7) Morton RW et al：Neither load nor systemic hormones determine resistance training-mediated hypertrophy or strength gains in resistance-trained young men. J Appl Physiol 121：129-138, 2016

8) Agergaard J et al：Light-load resistance exercise increases muscle protein synthesis and hypertrophy signaling in elderly men. Am J Physiol Endocrinol Metab 312：E326-E338, 2017

9) Watanabe Y et al：Increased muscle size and strength from slow-movement, low-intensity resistance exercise and tonic force generation. J Aging Phys Act 21：71-84, 2013

10) 山口太一ほか：筋におけるアンチエイジング．抗加齢医療-その最前線の実際-，米井嘉一編，新興医学出版社，東京，2010，pp.206-209，

11) 安部孝ほか：サルコペニアを知る・測る・学ぶ・克服する．ナップ，東京，2013

12) Pahor M et al：Effects of a physical activity intervention on measures of physical performance：Results of the lifestyle interventions and independence for Elders Pilot（LIFE-P）study. J Gerontol A Biol Sci Med Sci 61：1157-1165, 2006

13) 日本整形外科学会：ロコモパンフレット 2015 年度版．
https://locomo-joa.jp/news/upload_images/locomo_pf2015.pdf

14) 佐々木佳都樹ほか：ロコモティブシンドロームを呈する高齢者に対するロコモーショントレーニングの効果．東日本整形災害外科学会雑誌 24：53-56，2012

15) 石橋英明ほか：閉経後女性におけるロコモーショントレーニング（片脚立ちおよびスクワット）による運動機能改善効果の検討．Osteoporosis Jpn 19：391-397，2011

16) Yoshimura N et al：Epidemiology of the locomotive syndrome：The research on osteoarthritis/osteoporosis against disability study 2005-2015. Mod Rheumatol 27：1-7, 2017

17) Akune T et al：Exercise habits during middle age are associated with lower prevalence of sarcopenia：the ROAD study. Osteoporos Int 25：1081-1088, 2014

PART 3	**3**	栄養療法とフレイル・ロコモ

　健康長寿の実現に向けて，栄養・食生活は改変可能な要因として重要な役割を担っている．とくに，高齢期は，疾病に加えて加齢に伴う機能低下を防ぐため，日々の食生活を通じて，適切な栄養状態を確保することが必要となる．ここでは，フレイル・ロコモティブシンドローム（ロコモ）予防に関連する人を対象とした栄養疫学研究の知見を紹介するとともに，健康長寿のための栄養療法の理論と実際を解説する．

▋▋▋ フレイル・ロコモ予防と栄養素

　フレイルは，多面的な要因によって構成され，ロコモとも密接に関連する身体的フレイルのほか，認知的フレイル（コグニティブフレイル）・社会的フレイル（ソーシャルフレイル），オーラルフレイルなどの概念が知られている．したがって，それぞれの要因に対応した食事や食環境の支援や整備をおこなうことが必要となる．フレイル・ロコモ予防に共通する栄養療法のターゲットとしては，運動器を構成する骨や筋肉などの機能維持があげられる．フレイル・サルコペニアにかかわる栄養素としては，タンパク質，ビタミンD，抗酸化栄養素（カロテノイド，セレン，ビタミンE，ビタミンC），多価不飽和脂肪酸などがあり[1]，骨の健康にかかわる栄養素としては，カルシウム，タンパク質，ビタミンD，ビタミンKなどがある．ここでは，両方に共通する，タンパク質とビタミンDを中心に，その役割について述べる．

1. タンパク質

　タンパク質の摂取は筋タンパク合成にかかわるアミノ酸を供給するため，フレイル・ロコモ予防において重要な役割を担っている．日本人女性高齢者を対象とした横断研究では，タンパク質摂取量が多い群で，フレイルの該当

率が低いことが報告されている[2].また,別の日本人高齢者対象の横断研究では,タンパク質を多く含む食品の摂取頻度とフレイルとの関連が検討されており,魚介類と乳製品の摂取がフレイルに対して防御的にはたらく可能性を示唆している[3].国外の研究では,縦断的な検討もされており,タンパク質摂取量が多いほど,3年間の筋肉量低下[4]やフレイル発生リスク抑制[5]が示されている.

　一方,最近では1日のタンパク質の摂取量だけでなく,摂取配分(distribution)の役割についても注目されている.フレイル高齢者は,プレフレイルやノンフレイルの高齢者と比べて,3食(朝食・昼食・夕食)の摂取配分が均等でないこと[6]や,3食のタンパク質摂取量の摂取配分が均等であることが筋肉量[7]や筋力[8]が高値であることと関連することも報告されている.わが国の国民健康・栄養調査のデータを用いた分析によると,日本人のタンパク質摂取量はフレイル・サルコペニア予防の観点からは少なく,摂取配分も夕食に偏っていることが報告されている[9]ことから,毎食のタンパク質摂取量も含めて,タンパク質摂取量を十分に確保するための対策が必要である.

　フレイル・ロコモ予防に向けて,どの程度のタンパク質摂取がよいのかについては,日本人の食事摂取基準では,タンパク質の推定平均必要量は0.85 g／kg体重／日とされている[10]が,フレイル・サルコペニア予防の観点から策定された値ではない.また,多くのガイドラインで提示されている0.8 g／kg体重／日は高齢者においては少なすぎるとの指摘も多く,2013年に発表されたエビデンスに基づいた高齢者における最適なタンパク質摂取量についての方針論文では,筋肉量やその機能の維持のため,少なくとも体重1 kgあたり1.0〜1.2 gのタンパク質を1日に摂取することが推奨されている[11].

2. ビタミンD

　ビタミンDは,カルシウム代謝,骨代謝に密接にかかわっているほか,筋

POINT

● ロコモ・フレイル予防に共通する栄養療法のターゲットとして,骨や筋肉などの機能維持があげられ,タンパク質,ビタミンDは特に重要な栄養素である.

骨格系に対する作用についても注目されている．日本人高齢者を対象とした横断研究では，血中ビタミンD濃度（25-ヒドロキシビタミンD）が低い（20 ng／mL未満）群で握力や歩行速度などの身体機能が低いこと[12]や，1年間の追跡研究では，血中ビタミンD濃度が低い群で転倒リスクが高いことが報告されている[13]．血中のビタミンD濃度は，食事からのビタミンD摂取とその吸収とともに，太陽光に含まれる紫外線照射により規定されるため，適度（1日15分程度）な日光浴も有効である．ビタミンDの目安量については，日本人の食事摂取基準では成人で一律5.5μg／日と設定されている[10]が，科学的根拠が十分ではない点も多く，日照時間や高齢者によってはこの量より多い量が望ましい可能性も残されている．一方，「骨粗鬆症の予防と治療ガイドライン2015年版」では，骨粗鬆症の予防と治療のために10〜20μg（400〜800 IU）をビタミンDの推奨量としている[14]．

食品摂取多様性と食環境の重要性

　高齢期は年齢階級が高いほど低栄養傾向の出現率が高くなるとともに，エネルギー摂取量をはじめ，多くの栄養素や食品群の摂取量が低下する傾向がある[15]．このように高齢期は数多くの食品群や栄養素の摂取不足が問題となる可能性が高いことや，日常生活下では複数の食品を組みあわせた「食事」として必要な栄養素を摂取することから，フレイル・ロコモ予防にかかわる栄養素・食品群だけでなく，食事全体を考慮することが重要である．

1. 食品摂取多様性の意義

　「多様な食品摂取」を促すことはわが国における食生活指針のみならず，各国の栄養施策においても重点が置かれており，毎日の食事の質を豊かにするうえで，きわめて重要な視点である．当研究所では，熊谷らが「食品摂取の多様性得点」を開発しており（図❶）[16]，肉類，魚介類，卵類，牛乳，大豆製品，緑黄色野菜類，海藻類，果物，いも類，および油脂類の10食品群の1週間の食品摂取頻度から評価する．各食品群に対して，「ほぼ毎日食べる」に1点，「2日に1回食べる」，「週に1，2回食べる」，「ほとんど食べない」の

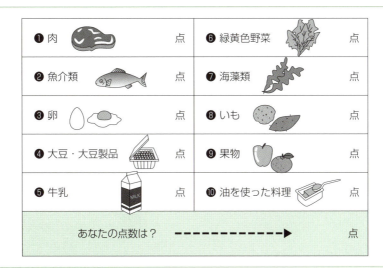

図❶　食品摂取の多様性得点
「さあにぎやか（に）いただく」と覚える．さ＝魚，あ＝油，に＝肉，ぎ＝牛乳，や＝野菜，か＝海藻，（に），い＝いも，た＝卵，だ＝大豆，く＝果物．※「さあにぎやかにいただく」は東京都健康長寿医療センター研究所が開発した食品摂取の多様性得点を構成する10の食品群に，ロコモチャレンジ！推進協議会がその頭文字を取って考案した合言葉である．

（文献16より引用）

摂取頻度は0点とし，その合計点から食品摂取の多様性を評価するものである．

　われわれは，フレイル・サイクルの中核として位置づけられているサルコペニアに着目して，10食品群の摂取頻度から評価した食品摂取の多様性得点と筋量と身体機能との関連を横断的・縦断的に検討した．その結果，多様な食品を摂取している者ほど，筋肉量が多く，体力（握力や歩行速度）が高いこと（図❷）[17]や，その後の筋肉量や体力の低下が予防できる可能性が示唆された（図❸）[18]．食品摂取の多様性得点を構成する10食品群のうち，肉，魚，卵，牛乳，大豆製品はタンパク質を，野菜，果物は抗酸化ビタミンを豊富に含んでいる．したがって，これらの栄養素の複合効果によって筋量や身体機能の低下が抑制された可能性が考えられた．

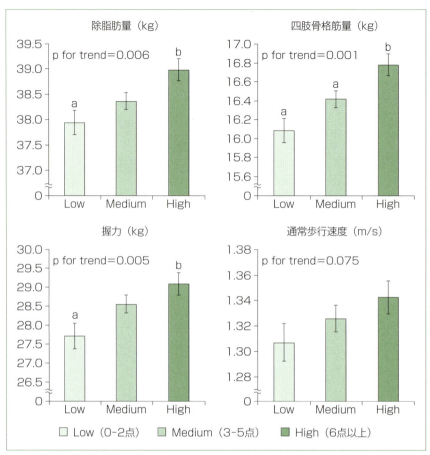

図❷ 食品摂取多様性得点と筋量，身体機能との横断的関連
多様な食品を摂取している者ほど，筋肉量が多く体力（握力や歩行速度）が高い．
データは平均値±標準誤差．異符号間（a, b）で有意差あり（p＜0.05）．
調整変数：性，年齢，研究地域，教育年数，居住形態，喫煙習慣，飲酒習慣，運動習慣，主観的咀嚼能力，既往歴（高血圧，糖尿病，がん，脳卒中，心疾患，慢性閉塞性肺疾患），入院歴，body mass index．

（文献17より引用）

2．食環境の整備の重要性

　高齢期は加齢に伴うさまざまな要因（咀嚼機能の低下，買い物の便・不便の問題，配偶者との死別，孤食，居住形態など）が食品摂取に影響を及ぼすことから[19)〜21)]，これらの要因への配慮も必要となる．高齢期の多様化する食の問題の解決に向けては，食環境整備も重要となる．その一環として，厚生

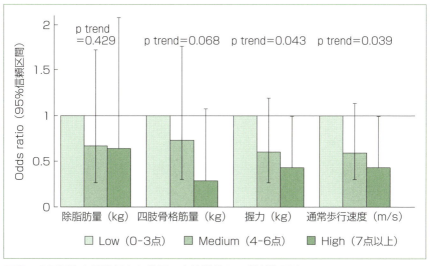

図❸ 食品摂取多様性得点と筋量,身体機能との縦断的関連
多様な食品を摂取している者ほど,筋肉量や体力の低下が少ない.
調整変数:性,年齢,研究地域,教育年数,居住形態,主観的咀嚼能力,喫煙習慣,飲酒習慣,運動習慣,body mass index,認知機能(Mini-Mental State Examination score の点数),うつ(Geriatric Depression Scale score の点数),既往歴(高血圧,糖尿病,がん,脳卒中,心疾患,慢性閉塞性肺疾患).

(文献18より引用)

労働省は,配食事業の栄養管理の在り方を整理するとともに,事業者向けのガイドラインを作成・公表しており,地域高齢者の健康支援における配食の役割が期待されている[22].個人の食習慣の改善に加え,個人を取り巻く食環境の改善が,フレイル・ロコモ予防,さらには健康長寿の実現において重要である.

以上,地域高齢者に対するフレイル・ロコモ予防の観点から,観察型の疫学研究で得られたエビデンスとともに,その栄養療法について解説した.食品摂取の多様性を確保することは,多様な栄養素の摂取や筋量・身体機能の低下抑制につながり,フレイル・ロコモ予防における意義は大きいと考える.今回紹介した「食品摂取の多様性得点」は10の食品群の摂取頻度から簡便に評価でき,チェックシートによるセルフチェックや栄養教育を通じて改善可能であることも示されていることから[23)24)],フレイル・ロコモ予防,さらに

は健康長寿のための栄養療法のツールとして，今後実践現場で活用されることが期待される．

一方，観察型の疫学研究で得られたエビデンスをより強化するためには，介入研究が必要不可欠である．サプリメント摂取や運動と栄養の複合介入など各種介入研究がおこなわれているが，結果が一致していないものも多く，サンプルサイズや介入期間，評価指標などを十分に考慮した質の高い研究が求められている[25]．また，高齢期は身体的な個人差が大きく，健康度に応じた栄養療法を考えていく必要がある．高齢化に伴い増加が予想されるフレイルやサルコペニアを有する高齢者に対する栄養療法は，国内外でさまざまな介入研究が試みられ知見が重ねられているものの，まだ広く受け入れられるガイドラインの作成には至っていない．高齢者の健康度に応じた栄養療法の構築に向けて更なるエビデンスの蓄積が必要である．

（横山 友里，新開 省二）

POINT

● 食品を多様に摂取することが高齢者においても大切である．
● 高齢者では食品摂取を阻害する要因があり，食環境の整備も重要である．

References

1) Robinson SM *et al*：Does nutrition play a role in the prevention and management of sarcopenia? *Clin Nutr* **37**：1121-1132, 2018
2) Kobayashi S *et al*：High protein intake is associated with low prevalence of frailty among old Japanese women：a multicenter cross-sectional study. *Nutr J* **12**：164, 2013
3) Yamaguchi M *et al*：Association between the frequency of protein-rich food intakes and kihon-checklist frailty indices in older japanese adults：The Kyoto-Kameoka Study. *Nutrients* **10**：84, 2018
4) Houston DK *et al*：Dietary protein intake is associated with lean mass change in older, community-dwelling adults：the Health, Aging, and Body Composition（Health ABC）Study. *Am J Clin Nutr* **87**：150-155, 2008
5) Beasley JM *et al*：Protein intake and incident frailty in the women's health initiative observational study. *J Am Geriatr Soc* **58**：1063-1071, 2010
6) Bollwein J *et al*：Distribution but not amount of protein intake is associated with frailty：a cross-sectional investigation in the region of Nürnberg. *Nutr J* **12**：109, 2013
7) Farsijani S *et al*：Relation between mealtime distribution of protein intake and lean mass loss in free-living older adults of the NuAge study. *Am J Clin Nutr* **104**：694-703, 2016
8) Farsijani S *et al*：Even mealtime distribution of protein intake is associated with greater muscle strength, but not with 3-y physical function decline, in free-living older adults：the Quebec lon-

gitudinal study on Nutrition as a Determinant of Successful Aging（NuAge study）. *Am J Clin Nutr* **106**：113-124, 2017

9）Ishikawa-Takata K *et al*：Current protein and amino acid intakes among Japanese people：Analysis of the 2012 National Health and Nutrition Survey. *Geriatr Gerontol Int* **18**：723-731, 2018

10）厚生労働省：「日本人の食事摂取基準（2015 年版）策定検討会報告書」, 2014
http://www.mhlw.go.jp/stf/shingi/0000041824.html

11）Bauer J *et al*：Evidence-based recommendations for optimal dietary protein intake in older people：a position paper from the PROT-AGE study group. *J Am Med Dir Assoc* **14**：542-559, 2013

12）Suzuki T *et al*：Low serum 25-hydroxyvitamin D levels associated with falls among Japanese community-dwelling elderly. *J Bone Miner Res* **23**：1309-1317, 2008

13）Shimizu Y *et al*：Serum 25-hydroxyvitamin D level and risk of falls in Japanese community-dwelling elderly women：a 1-year follow-up study. *Osteoporos Int* **26**：2185-2192, 2015

14）骨粗鬆症の予防と治療ガイドライン作成委員会編：骨粗鬆症の予防と治療ガイドライン 2015 年版, ライフサイエンス出版, 2015

15）横山友里ほか：国民健康・栄養調査からみた日本人高齢者の食物摂取状況と低栄養の現状. 日本食育学会誌 **12**：33-40, 2018

16）熊谷修ほか：地域在宅高齢者における食品摂取の多様性と高次生活機能低下の関連. 日本公衆衛生雑誌 **50**：1117-1124, 2003

17）Yokoyama Y *et al*：Association of dietary variety with body composition and physical function in community-dwelling elderly Japanese. *J Nutr Health Aging* **20**：691-696, 2016

18）Yokoyama Y *et al*：Dietary variety and decline in lean mass and physical performance in community-dwelling older Japanese：A 4-year Follow-Up Study. *J Nutr Health Aging* **21**：11-16, 2017

19）Kwon J *et al*：Risk factors for dietary variety decline among Japanese elderly in a rural community：a 8-year follow-up study from TMIG-LISA. *Eur J Clin Nutr* **60**：305-311, 2006

20）吉葉かおりほか：埼玉県在住一人暮らし高齢者の食品摂取の多様性と食物アクセスとの関連. 日本公衆衛生雑誌 **62**：707-718, 2015

21）Tani Y *et al*：Combined effects of eating alone and living alone on unhealthy dietary behaviors, obesity and underweight in older Japanese adults：results of the JAGES. *Appetite* **95**：1-8, 2015

22）厚生労働省：地域高齢者等の健康支援を推進する配食事業の栄養管理の在り方検討会報告書. 2017
http://www.mhlw.go.jp/file/06-Seisakujouhou-10900000-Kenkoukyoku/houkokusho.pdf

23）Kimura M *et al*：Community-based intervention to improve dietary habits and promote physical activity among older adults：a cluster randomized trial. *BMC Geriatr* **13**：8, 2013

24）Seino S *et al*：Effects of a multifactorial intervention comprising resistance exercise, nutritional and psychosocial programs on frailty and functional health in community-dwelling older adults：a randomized, controlled, cross-over trial. *Geriatr Gerontol Int* **17**：2034-2045, 2017

25）Yannakoulia M *et al*：Frailty and nutrition：from epidemiological and clinical evidence to potential mechanisms. *Metabolism* **68**：64-76, 2017

PART 3

4 生活改善とフレイル・ロコモ

　フレイルは，とくにその身体的な側面が注目されていることから，フレイル予防においては前稿の運動療法や栄養療法が多く検討され，エビデンスも蓄積している．しかし，それ以外にも生活習慣や環境要因がフレイルと関連することが知られている．ここでは，そのなかでも，睡眠，喫煙，アルコール摂取，社会交流に着目し，フレイルとの関連から対策を考察する．

睡眠とフレイル

　睡眠時無呼吸症候群と高血圧，糖尿病，心血管疾患との関連は古くから知られているが，加齢もそのリスク因子である．われわれは閉塞性睡眠時無呼吸症候群患者を対象にそのリスク因子を検討したところ，閉塞性睡眠時無呼吸症候群の重症度と身体機能，認知機能，うつ，ADL などは関連しなかったが，男性，BMI 高値，加齢が独立したリスク因子であった[1]．このことから，高齢者における睡眠時無呼吸症候群の同定は，睡眠障害や予後の観点からも重要である．

　不眠や睡眠不足に関しては，睡眠時間が 6.5〜7.5 時間が最も死亡リスクが低く，6.5 時間未満，7.5 時間以上とも死亡リスクが高くなることが，米国の大規模疫学研究で示されている[2]．一方，65 歳以上の高齢者を対象とした検討において睡眠時間が 10 時間以上であるとフレイルと死亡に関連していた[3]こと，高齢者を対象とした睡眠時間と死亡との関連をみたコホート研究において睡眠時間 6〜8 時間を対照としたところ 6 時間未満でも死亡は増加したが有意ではなく，8 時間以上で有意に死亡が増加し，その関連はフレイルや IL-6 濃度などで補正しても独立していた[4]ことから，とくに高齢者では長時間睡眠はリスクと考えられる．

　睡眠の質的不良，入眠潜時延長，睡眠呼吸障害が独立してフレイルと関連

表❶ 睡眠障害とフレイル

米国の高齢男性を対象にした前向きコホート研究（N＝3,133，平均76.4歳）．フレイルはCHS（Cardiovascular Health Study）基準により判定．睡眠の質的不良，入眠潜時延長，睡眠呼吸障害はフレイルと関連する．RDI：Respiratory Disturbance Index

睡眠障害の種類	オッズ比（95%信頼区間）
総睡眠時間（5時間以下）	1.21（0.96-1.54）
睡眠効率（70%未満）	1.37（1.12-1.67）
入眠潜時（60分以上）	1.42（1.10-1.82）
中途覚醒（8回以上）	1.08（0.91-1.27）
RDI 15以上	1.38（1.15-1.65）
低酸素（SaO$_2$ 90%未満）睡眠時間の10%以上	1.19（0.93-1.53）

（オッズ比は，年齢，人種，居住区域，健康状態，教育歴，社会的サポート，アルコール，喫煙，抗うつ薬の使用，ベンゾジアゼピン/非ベンゾジアゼピン・非バルビツール酸系睡眠薬の使用，服薬数，うつ，認知機能障害，身体機能障害，BMIで補正後）

（文献5より改変引用）

しているとする男性を対象とした報告（**表❶**）[5]，入眠潜時延長と睡眠の質的不良が独立してフレイルと関連していたとする療養施設入所高齢者を対象とした報告[6]がある一方で，日中の眠気はフレイルと関連したが，不眠とフレイルの関連はなかったとする地域在住高齢者を対象とした報告[7]もある．エントリー時にフレイルでない高齢男性を対象とした前向きコホート研究では，約3.4年の追跡中の睡眠の質的悪化，中途覚醒時間の増加，夜間低酸素時間の増加がフレイルの出現と死亡と関連していた[8]．

　以上から，睡眠時間を6〜8時間程度にする，睡眠の質を保つため関連する疾患の治療や環境調整をおこなうことがフレイル予防につながる可能性が考えられる．しかし，質の高い介入研究はまだ少ないことから，今後さらなる検討が必要である．

POINT

● 睡眠時間は6〜8時間程度とし，睡眠の質を保つため関連する疾患の治療や環境調整がフレイル予防につながる可能性がある．

喫煙とフレイル

　喫煙が，悪性腫瘍や心血管疾患，糖尿病，慢性閉塞性肺疾患（COPD）などの危険因子であることは議論の余地はなく，受動喫煙についても肺がん，虚血性心疾患，脳卒中などの危険因子であることが知られている．2000年から2015年までの論文を対象に，高齢者における喫煙とフレイルの関連をみたシステマティックレビュー[9]では，抽出された5論文のうち4論文において，ベースラインの喫煙とフレイルの発現，フレイルの悪化と有意に関連したが，残りの1論文でも男性で同傾向を示した．また，地域在住高齢者を対象に喫煙の有無とFrailty Indexで評価したフレイルが生命予後に与える影響を検討したコホート研究では，フレイルのどの段階においても喫煙者でより予後が悪かった（図❶）[10]．以上から，喫煙がフレイルの発現，進展にかかわるのみならず，喫煙とフレイルの併存でより生命予後が悪化するため，禁煙は予後改善と同時にフレイル予防に貢献する．

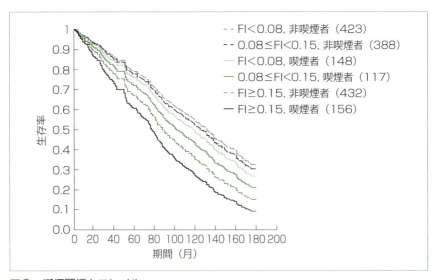

図❶　喫煙習慣とフレイル
地域在住高齢者を対象にしたコホート研究（N=3,257，平均約70歳）．喫煙の有無とフレイル別の生存曲線．フレイルはFrailty Indexで判定．フレイルのどの段階においても喫煙者でより予後が悪い．
FI：Frailty Index，健常：＜0.08，プレフレイル：0.08〜0.15，フレイル：0.15以上．

（文献10より改変引用）

アルコールとフレイル

　アルコール摂取に関しては，適量であれば生活習慣病や心血管疾患の発症，予後に対して保護的に作用するが，過量摂取はこれらの発症リスクや予後を悪化させることはよく知られている．65歳以上を対象としたコホート研究において，フレイルとアルコール摂取との関係を検討した報告では，アルコール摂取量が適量である（1〜14回／週の飲酒）とフレイルが少なく，CRPも低値であったこと[11]から，適量のアルコールによる抗炎症作用を介しフレイル発現が抑制された可能性がある．60歳以上の高齢者を対象にした前向きコホート研究において，アルコールの摂取様式とフレイルの関連を検討したところ，食事時にのみアルコール摂取するほうが食事以外でのみアルコール摂取するよりフレイルの発現が少なく（オッズ比0.53），また地中海型のアルコール摂取（男性40〜80g／日，女性24〜60g／日のアルコールをワイン中心でおこない，食事時にのみ摂取）は，アルコール摂取しないよりもフレイルの発現が少なかった（オッズ比0.68）（**表②**）[12]．以上から，フレイル予防のためには適量のアルコール摂取を食事時におこなうことがよいと考えられる．

社会交流とフレイル

　社会交流機会の減少はフレイルの要因として重要であり，独居，外出頻度，友人の訪問，家族との接触などについての質問より2つ以上問題がある場合に社会的フレイルと定義されている場合が多い．社会的フレイルはADL悪化や死亡の原因となることから，その要因に対する介入が必要である．65歳以上の地域在住高齢女性を対象とした検討では，週3回以下の外出は，週

POINT

● 喫煙はフレイルの発現・進展にかかわり，フレイルとの併存で生命予後が悪化する．禁煙は予後改善と同時にフレイル予防に資する．
● フレイル予防の観点から，食事の際の適量の飲酒は好ましい可能性がある．

表❷　飲酒習慣とフレイル

食事時にのみアルコール摂取するほうが食事以外でのみアルコール摂取するよりフレイルの発現が少なく，また地中海型アルコール摂取は非アルコール摂取よりフレイルの発現が少ない．

	No. of frailty events／total	Model 1 オッズ比 (95%信頼区間)	Model 2 オッズ比 (95%信頼区間)
飲酒量（n=2,086）			
飲酒なし	135／770	Ref.	Ref.
飲酒歴あり（1 年以上前）	33／174	0.99 (0.64-1.55)	1.04 (0.64-1.68)
中等度飲酒*1	117／964	0.82 (0.61-1.11)	0.90 (0.65-1.25)
高度飲酒*2	7／178	0.24 (0.11-0.53)***	0.24 (0.10-0.56)**
p trend (excluding ex-drinkers)		<.01	.05
アルコールの種類(n=1,142)			
ワイン以外	40／369	Ref.	Ref.
ワイン	84／773	0.77 (0.51-1.18)	0.74 (0.48-1.16)
飲酒と食事の関係(n=1,142)			
食事時以外のみ	25／168	Ref.	Ref.
食事時以外と食事時	31／318	0.66 (0.37-1.17)	0.72 (0.39-1.33)
食事時のみ	68／656	0.56 (0.34-0.94)*	0.53 (0.31-0.92)*
地中海式飲酒*3 （n=2,086）			
飲酒なし	135／770	Ref.	Ref.
飲酒歴あり（1 年以上前）	33／174	1.00 (0.64-1.56)	1.04 (0.64-1.68)
地中海式ではない飲酒	71／658	0.80 (0.57-1.13)	0.93 (0.64-1.35)
地中海式の飲酒	53／484	0.66 (0.46-0.94)*	0.68 (0.47-0.99)*

モデル 1：性別，年齢，教育レベルで補正
モデル 2：モデル 1 に加え，喫煙，テレビ視聴回数，余暇活動，BMI，心血管病，糖尿病，呼吸器疾患，筋骨格系疾患，薬物治療中のうつ，IADL，SF-12 で補正．*p<0.05，**p<0.01，***P<0.001
*1：男性 40 g／日未満，女性 24 g／日未満，*2：男性 40 g／日以上，女性 24 g／日以上
*3：男性 40〜80 g／日，女性 24〜60 g／日のアルコールをワイン中心でおこない，食事時にのみ摂取
60 歳以上の高齢者を対象にした前向きコホート研究（N=2,086，平均約 68 歳）．フレイルは CHS 基準の体重減少以外の 4 項目のうち 2 項目以上で判定．

（文献 12 より改変引用）

4 回以上の外出と比較し 1.7 倍フレイルになりやすいことが示されている[13]．5,000 名を超える地域在住高齢者の前向きコホートを対象とした最近の報告では，ボランティア活動，町内会などの地域活動，友人の訪問，趣味や習い事，何らかの収入がある，畑仕事やガーデニング，独りで毎日買い物に行く，の 7 つのうち少なくとも 2 つ以上がないと要介護や死亡リスクが有意に高まることが示されている[14]．以上から，前述したような社会活動をお

こなうよう生活指導することはフレイル予防に有用である可能性がある.

　以上,運動・栄養療法以外の生活改善とフレイルとの関連について,とくに睡眠,喫煙,アルコール,社会交流について述べた.睡眠に関しては加齢による不可逆的な変化もあるものの,多くは介入可能なものであり実践しやすいと考えられる.しかし,フレイルをアウトカムとした介入研究はまだ少なく,さらなるエビデンスの蓄積が求められる.

（杉本　研）

POINT
● フレイル予防の観点から社会活動をおこなうよう生活指導を促す.

References

1) Hongyo K *et al*：Factors associated with the severity of obstructive sleep apnea in older adults. *Geriatr Gerontol Int* **17**：614-621, 2017

2) Kripke DF *et al*：Mortality associated with sleep duration and insomnia. *Arch Gen Psychiatry* **59**：131-136, 2002

3) Lee JS *et al*：Long sleep duration is associated with higher mortality in older people independent of frailty：a 5-year cohort study. *J Am Med Dir Assoc* **15**：649-654, 2014

4) Lee WJ *et al*：Long sleep duration, independent of frailty and chronic inflammation, was associated with higher mortality：a national population-based study. *Geriatr Gerontol Int* **17**：1481-1487, 2017

5) Ensrud KE *et al*：Sleep disturbances and frailty status in older community-dwelling men. *J Am Geriatr Soc* **57**：2085-2093, 2009

6) Nóbrega PV *et al*：Sleep and frailty syndrome in elderly residents of long-stay institutions：a cross-sectional study. *Geriatr Gerontol Int* **14**：605-612, 2014

7) Vaz Fragoso CA *et al*：Sleep-wake disturbances and frailty in community-living older persons. *J Am Geriatr Soc* **57**：2094-2100, 2009

8) Ensrud KE *et al*：Sleep disturbances and risk of frailty and mortality in older men. *Sleep Med* **13**：1217-1225, 2012

9) Kojima G *et al*：Smoking as a predictor of frailty：a systematic review. *BMC Geriatr* **15**：131, 2015

10) Wang C *et al*：Gender differences in the relationship between smoking and frailty：results from the Beijing Longitudinal Study of Aging. *J Gerontol A Biol Sci Med Sci* **68**：338-346, 2013

11) Shah M *et al*：C-reactive protein level partially mediates the relationship between moderate alcohol use and frailty：the Health and Retirement Study. *Age Ageing* **45**：874-878, 2016

12) Ortolá R *et al*：Patterns of alcohol consumption and risk of frailty in community-dwelling older adults. *J Gerontol A Biol Sci Med Sci* **71**：251-258, 2016

13) Xue QL *et al*：Life-space constriction, development of frailty, and the competing risk of mortality：the Women's Health And Aging Study I. *Am J Epidemiol* **167**：240-248, 2008

14) Okura M *et al*：Community activities predict disability and mortality in community-dwelling older adults. *Geriatr Gerontol Int* **18**：1114-1124, 2018

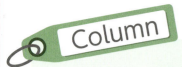

多職種連携のための人材育成

　現在，高齢者医療において，ある専門職が単独で患者の問題を解決できることはほとんどありません．その理由は，近年，脳血管疾患，認知症など，長期間生活に支障をきたす疾患が増加し，医学的な診断治療以外にリハビリやケアの問題が医療の中心を占めている点があげられます．もう一つは，超高齢社会を迎えて，疾病以外に1人暮らし高齢者に対する社会福祉的問題などが重なり，いわゆる疾病と生活課題の多重化や複雑化を伴う困難例が増えている点があげられます．

　このような社会的背景から，専門性と専門性の隙間や複数の専門領域にまたがる学際的な課題が山積しています．このため，専門性とは逆に，これらの多様な課題にワンストップで対応できる，総合診療医などの general practitioner（GP）のニーズが高まっています．

　現在，医療の専門性はどんどん細分化されていますが，ある専門職が，高齢者特有の自分の専門外の課題が発生した場合，十分な理解がなく，適切な対応が遅れ，患者のADLやQOLを損なう危険が存在しています．このようなデメリットをなくすため，どの専門職においても，専門性を活かす一般性（generality）と他の専門職と十分に連携できる能力が求められています．「一般性」とは，患者に対する俯瞰的・総合的な思考を意味し，複数の専門性の役割を客観的にとらえる能力や全体の方向性を定める能力を指します．現在，このような専門性を活かす能力を高めるために，多職種連携教育（interprofessional education：IPE）が注目されています．私たちは，平成20年度文部科学省「戦略的大学連携支援事業」に採択され，関西の5大学が連携しIPEを推進してきました．これまで薬剤師，管理栄養士，臨床心理士，臨床工学技士，理学療法士などを目指す学生を対象に，1,400人以上の修了生を輩出してきましたが，超高齢社会を迎えた本邦においてはさらなる人材育成が求められます．

（福尾 惠介）

PART 4

さまざまな視点からみた
フレイルとロコモ

全身疾患とフレイル・ロコモ —フレイルの観点から—

PART 4

1

　高齢者のフレイルについては，生命予後や ADL・QOL に及ぼす影響が大きく，その予防対策はわが国でも重要な課題となっている．フレイルの重要な要素としてサルコペニアが知られている一方で，高齢者におけるフレイル・サルコペニアが糖尿病をはじめとする生活習慣病や老年疾患と関連する可能性，ならびにこれらの疾患がフレイルの危険因子であることが次第に明らかになってきている．

糖尿病とフレイル

　フレイルは連続的かつ可逆的な身体予備能の低下を特徴とし，健康障害のリスクを有する状態として心身の脆弱化を捉えており，すでに身体機能障害や併存症を有した状態とは区別される．また，高齢者では，加齢に伴い耐糖能の低下が認められ，糖尿病発症頻度が増加してくることが知られている．その背景として加齢に伴う体組成や運動量の変化，インスリン抵抗性の進行，インスリンの初期分泌遅延，糖新生増加，骨格筋での糖取り込み低下などがあげられる．さらにまた，インスリン抵抗性に伴う筋タンパク合成の低下や糖尿病性神経障害による筋力低下などの関連も考えられる．高齢者におけるサルコペニア・フレイルと糖尿病との関連性について，米国在住の高齢男性 3,752 名（平均 72.7 歳）を対象とした前向きコホート研究（平均追跡期間 3.5 年）では，糖尿病と診断された場合に非糖尿病者と比べて有意な骨格筋量低下が認められ，インスリン抵抗性改善薬を用いた糖尿病治療群では筋量低下の改善が認められた[1]．さらに米国在住の高齢糖尿病患者を対象とした別の検討においても，糖尿病患者は非糖尿病者と比べて筋力低下が認められ，とくに罹病期間 6 年以上，HbA1c 8.0％超の糖尿病の場合には筋質（筋力を筋量で除した値）低下を呈するなど，高齢糖尿病患者における体組成変

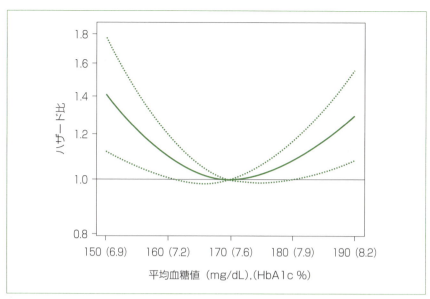

図❶　糖尿病患者における平均血糖値, HbA1c とフレイルのリスク
糖尿病患者では, 平均血糖値 180 mg/dL 以上または 160 mg/dL 以下でフレイルリスクが高まる U 字型の関連が示されている.

（文献 5 より改変引用）

化の詳細が次第に明らかになってきている[2)〜4)]. また, 糖尿病患者では非糖尿病者と比べてフレイルを呈するリスクが 1.52 倍高く, 糖尿病患者の場合, 平均血糖値 180 mg/dL 以上か 160 mg/dL 以下で（U 字型の）フレイルリスクが高まることが示された（図❶）[5)]. 実際, フレイル合併糖尿病患者のコントロール目標は, 患者のフレイルの程度や期待される余命などによって規定されるが, わが国における高齢者糖尿病の血糖コントロール目標として日本老年医学会と日本糖尿病学会の合同委員会によって 2016 年に管理目標が示された（表❶）[6)].

> **POINT**
> ● 糖尿病患者は非糖尿病者と比べて骨格筋量の低下を認める. また, フレイルのリスクが 1.52 倍高い.

表❶　高齢者の血糖コントロール目標

		カテゴリーⅠ		カテゴリーⅡ	カテゴリーⅢ
患者の特徴・健康状態		①認知機能正常 　かつ ②ADL 自立		①軽度認知障害〜 　軽度認知症 　または ②手段的 ADL 低 　下，基本的ADL 　自立	①中等度以上の認 　知症 　または ②基本的ADL低下 　または ③多くの併存疾患 　や機能障害
重症低血糖が危惧される薬剤（インスリン製剤，SU 薬，グリニド薬など）の使用	なし	7.0%未満		7.0%未満	8.0%未満
	あり	65 歳以上 75 歳未満 7.5%未満 （下限6.5%）	75 歳以上 8.0%未満 （下限7.0%）	8.0%未満 （下限7.0%）	8.5%未満 （下限7.5%）

（文献 6 より改変引用）

心血管疾患とフレイル

　フレイルと心血管疾患との関連性については，システマティックレビューによれば心血管疾患を有する場合にはフレイルの罹患率が 2.7〜4.1 倍，発症率が 1.5 倍であった[7]．また，歩行速度の低下が認められた場合には，心血管疾患の発症率が 1.6 倍になり，重症の冠動脈疾患あるいは心不全を有する高齢者では，フレイル合併により全死亡が 1.6〜4 倍と増加した，などの報告もある．心房細動患者を対象にフレイルの有無による予後を調べたオーストラリアでの単施設前向き観察研究302 名（フレイル 161 名，フレイルなし141 名）によれば，フレイル群で有意に低い生存率となった（図❷）[8]．このように，フレイルは心血管イベントのハイリスク群と考えられ，積極的な予防治療の対象となりうる一方で，さまざまな有害事象のハイリスク群かつ余命も短い点などを考慮して個別かつ慎重に適応を判断する．また，実際の治療では，薬物有害事象やアドヒアランスに配慮した薬剤と用量の選択，調整をおこなう．高齢者の高血圧管理については，自力で外来通院可能な場合や忍容性がある場合には降圧療法による予後改善が見込まれる．その一方で，

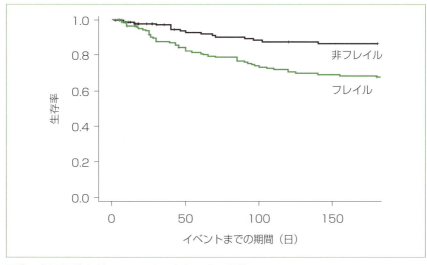

図❷　心房細動患者のフレイルの有無による予後
心房細動患者ではフレイルの有無により予後が異なることが示唆されている．

（文献 8 より改変引用）

　高度なフレイル患者の場合には，140 mmHg 未満と厳格なコントロールをおこなうとかえって予後不良であった[9]，といった知見などをふまえ，高齢者高血圧診療ガイドライン 2017 では，自力で通院できないほど身体能力が低下した場合や 6 メートル歩行を完遂できないなどのフレイル患者の場合には降圧薬治療開始や降圧目標について個別判断が求められている．最近発表された SPRINT 研究のうち，75 歳以上を対象としたサブ解析によれば，フレイル群，プレフレイル群，健常群のいずれにおいても，厳格降圧治療（収縮期血圧 120 mmHg 未満）をおこなったほうが，主要心血管疾患のアウトカムや予後改善効果が認められ，フレイル群のほうがよりその効果が認められた（図❸）[10]．

POINT
● フレイルは心血管イベントの高リスク群で積極的な予防が必要となる一方で，有害事象や余命の点などから治療適応は個別かつ慎重に判断する．

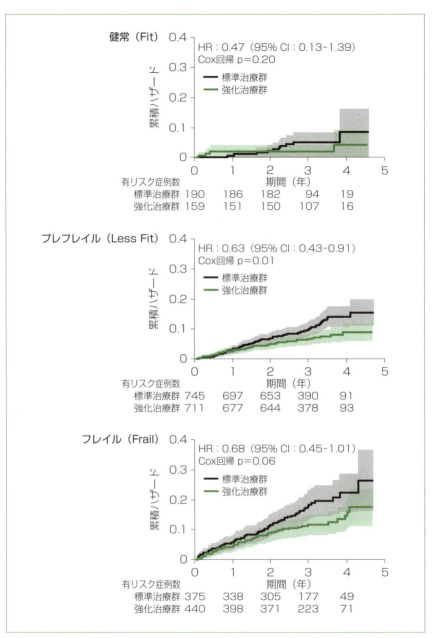

図❸ 降圧治療開始時のフレイルの程度による主要心血管疾患アウトカムの Kaplan-Meier 曲線

(文献 10 より改変引用)

■■■ その他の全身疾患とフレイル

このほかにも，フレイルは慢性閉塞性肺疾患（chronic obstructive pulmonary disease：COPD）の増悪や併存症・重症度などとも関連し，予後不良や包括的呼吸リハビリテーション脱落の要因ともなりうる[11]．慢性腎臓病（chronic kidney disease：CKD）についても，腎機能低下とともにフレイルの合併を認めやすく，保存期CKD患者でフレイルが認められた場合には予後，合併症，末期腎不全への移行などのリスクが高くなる[12]．

本稿では全身疾患とフレイルの関連性について，代表的な生活習慣病である糖尿病・高血圧や老年疾患を取り上げ，加齢に伴う体組成変化や診断・治療指針を含め概説した．高齢者生活習慣病や老年疾患の診断・治療に際しては，フレイル評価を含む高齢者総合的機能評価（comprehensive geriatric assessment：CGA）や体組成評価の定期的な実施が必要である．また，それらの結果を考慮した適切な介入アプローチが重要であり，ひいてはフレイルをはじめ身体的，精神・心理的，社会的背景を考慮した包括的な治療・ケアの推進が期待される．今後，フレイルの病態や全身疾患との関連性について一層解明が進み，CGAの活用に基づく包括的アプローチなど，新たな予防・診断・治療法へと発展することが期待される．

（小川 純人）

> **POINT**
> ● フレイルはCOPDやCKDなどの発症や進展にもかかわることが報告されている．
> ● 今後，CGAの活用に基づく包括的なアプローチなどの発展が期待される．

■ References ■

1) Lee CG et al：Insulin sensitizers may attenuate lean mass loss in older men with diabetes. *Diabetes Care* **34**：2381-2386, 2011
2) Park SW et al：Decreased muscle strength and quality in older adults with type 2 diabetes：the health, aging, and body composition study. *Diabetes* **55**：1813-1818, 2006
3) Wang CP et al：Better glycemic control is associated with maintenance of lower-extremity function over time in Mexican American and European American older adults with diabetes. *Diabetes Care* **34**：268-273, 2011
4) Leenders M et al：Patients with type 2 diabetes show a greater decline in muscle mass, muscle

strength, and functional capacity with aging. *J Am Med Dir Assoc* **14**：585-592, 2013

5）Zaslavsky O *et al*：Glucose levels and risk of frailty. *J Gerontol A Biol Sci Med Sci* **71**：1223-1229, 2016

6）日本老年医学会・日本糖尿病学会編：高齢者糖尿病診療ガイドライン2017．南江堂，東京，2017，p.46

7）Afilalo J *et al*：Role of frailty in patients with cardiovascular disease. *Am J Cardiol* **103**：1616-1621, 2009

8）Nguyen TN *et al*：The impact of frailty on mortality, length of stay and re-hospitalisation in older patients with atrial fibrillation. *Heart Lung Circ* **25**：551-557, 2016

9）Odden MC *et al*：Rethinking the association of high blood pressure with mortality in elderly adults：the impact of frailty. *Arch Intern Med* **172**：1162-1168, 2012

10）Williamson JD *et al*：Intensive vs standard blood pressure control and cardiovascular disease outcomes in adults aged≧75 years：a randomized clinical trial. *JAMA* **315**：2673-2682, 2016

11）Maddocks M *et al*：Physical frailty and pulmonary rehabilitation in COPD：a prospective cohort study. *Thorax* **71**：988-995, 2016

12）Roshanravan B *et al*：A prospective study of frailty in nephrology-referred patients with CKD. *Am J Kidney Dis* **60**：912-921, 2012

2 全身疾患とフレイル・ロコモ ―ロコモの観点から―

ロコモティブシンドローム（ロコモ）は，移動機能の低下をきたし進行すると介護が必要になるリスクが高い状態を指す[1]．わが国の介護が必要になった理由をみてみると，骨折・転倒が4位（12.1％），関節疾患が5位（10.2％）となり，骨と関節による運動器疾患があわせて全体の約1／4を占め，1位の認知症18.0％，2位の脳血管障害16.6％をはるかに凌駕している[2]．一方，高齢者が要介護になる原因として平成27年度まで1位，直近で2位となった脳卒中については，メタボリックシンドローム（メタボ）の構成要素である肥満，耐糖能異常，脂質異常，高血圧が動脈硬化性疾患のリスクをそれぞれ高めるが，さらにこれらの要因が重積すると，相乗的に動脈硬化性疾患の発生頻度が高まることが知られている．要介護の原因1位である認知症に至る前の記憶に支障が出てくる状態は軽度認知障害（MCI）とされ，この段階では可逆的である．したがって，超高齢社会を迎えた日本において，要介護高齢者を低減させるためには，ロコモやその原因となる運動器疾患とその他の要介護疾患であるメタボやMCIとの相互影響を解明することは意義がある．

ここでは，大規模住民コホートであるROAD（Research on Osteoarthritis／osteoporosis Against Disability）の結果に基づき，まずロコモの原因である運動器疾患である変形性関節症と骨粗鬆症の疫学指標を解明する．その後，ROADの追跡調査により変形性関節症，骨粗鬆症，メタボ，MCIの相互連関を解明する．

ロコモの原因疾患の有病率と累積発生率

著者らはわが国の運動器障害とそれによる運動障害，要介護予防のために，運動器障害の基本的疫学指標を明らかにし，その危険因子同定を主たる

目的として，2005年より大規模住民コホートROADプロジェクトを開始した[3]．

1. 変形性関節症

　ロコモの原因疾患である変形性関節症の有病率については，ROADスタディのベースライン調査（2005～2007年）の結果から，立位膝X線および立位腰椎X線画像を整形外科医が読影し，Kellgren-Lawrence（KL）スケールを用いて少なくとも1つの関節がKLグレード2以上と診断された場合を変形性関節症ありとした．その結果，40歳以上の変形性膝関節症の有病率は男性42.6％，女性62.4％，変形性腰椎症の有病率は，男性81.5％，女性65.5％であった[4]．

　続いて，変形性関節症の年間累積発生率の調査をおこなった．方法は初回調査参加者3,040人のうち2008～2010年に第2回調査し得た2,485人（平均年齢69.3歳，平均追跡期間3.3年）を対象に，整形外科医がベースライン調査と第2回調査の立位膝X線および立位腰椎X線画像の比較読影をおこなった．その結果，まず，ベースライン調査時にいずれもの膝のKLグレードが0，1であった1,098人（男性467人，女性631人）を変形性膝関節症になる可能性のある人数（population at risk）として，第2回追跡調査時にいずれかの膝関節がX線上KLグレード2以上と診断されたものを新規発生と定義すると，変形性膝関節症の年間累積発生率は年間2.9％（男性2.1％，女性3.6％）であると推定された[5]．変形性腰椎症については，ベースライン調査時にすべての腰椎椎間関節のX線上のKLグレードが0，1であった727人（男性152人，女性575人）をpopulation at riskとして，追跡調査時にいずれかの椎間関節がX線上KLグレード2以上と診断されたものを新規発生とすると，変形性腰椎症の年間累積発生率は年間11.4％（男性15.2％，女性10.4％）であると推定された[6]．

2. 骨粗鬆症

　ROADスタディベースライン調査参加者の中から，腰椎L2-4および大腿骨頸部の骨密度をdual energy X-ray absorptiometry（DXA）にて測定した山村，漁村住民1,690人を対象に，日本骨代謝学会骨粗鬆症診断基準を用いて骨粗

鬆症の有病率（40 歳以上）を求めたところ，腰椎 L2-4 では男性 3.4％，女性 19.2％，大腿骨頸部では男性 12.4％，女性 26.5％となった[4]．さらに，ROAD スタディ参加者の 3 年間の追跡調査による骨粗鬆症の累積発生率を推定した．ベースライン調査時には骨粗鬆症ではなかった 1,690 人について，3 年後の追跡調査時に WHO 基準[7]に基づいて判定し，骨粗鬆症の範疇に入った者を発生者と定義した．3 年間の WHO 基準による発生率は，腰椎では 0.76％／年，大腿骨頸部では 1.8％／年であった[8]．これを男女別にみると，男性ではほとんど発生がみられなかった．女性の骨粗鬆症の累積発生率を年代別にみたところ，大腿骨頸部で測定した場合 70 歳台以上で上昇していた．

全身疾患（メタボ・軽度認知障害）とロコモ

メタボは，内臓脂肪型肥満を共通の要因として耐糖能異常，脂質異常，高血圧が引き起こされる状態である．耐糖能異常，脂質異常，高血圧は，動脈硬化性疾患のリスクをそれぞれ高めるが，さらにこれらの要因が重積すると，相乗的に動脈硬化性疾患の発生頻度が高まることが知られている．ROAD スタディのベースライン調査，3 年後の追跡調査のいずれにおいても，メタボの構成要素（高血圧，耐糖能異常，過体重，高脂血症）の検査と簡易の認知機能調査である mini mental statement examination（MMSE）を実施しており，これらの診断基準は以下の通りとした．

高血圧：収縮期血圧≧130 または拡張期血圧≧85 mmHg，あるいは服薬中
耐糖能異常：HbA1c NGSP 基準で 5.9％以上，あるいは服薬中
過体重：体格指数 body mass index≧25 kg／m^2
高脂血症：HDL コレステロール＜40 mg／dL，あるいは服薬中
MCI：MMSE 値＜24

POINT
● ROAD スタディの結果より変形性膝関節症の有病者数（40 歳以上）は 2,530 万人，変形性腰椎症は 3,790 万人，骨粗鬆症は 1,300 万人と推定された．

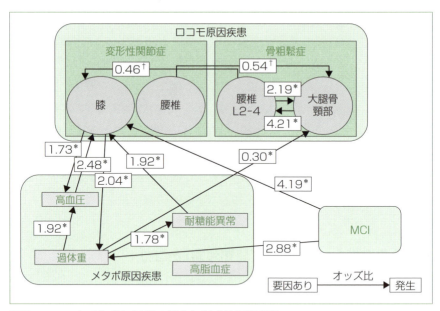

図❶　ロコモとメタボとMCIの発生に対する相互関係
†：p＜0.1，＊：p＜0.05
ロジスティック回帰分析にて，各要因の発生を目的要因とし，他の要因は説明要因として，年齢，性，居住地域，喫煙，飲酒を調整

(文献9より引用)

　これらそれぞれの疾患のベースライン調査時の有病率と，追跡調査時の発生にどのような因果関係があるかについて検討した（図❶)[9]．まず，ロコモとメタボの構成要因同士の関連をみてみると，変形性膝関節症が最も相互に影響を及ぼす状態であることがわかる．すなわち，メタボの原因疾患のうち，高血圧，耐糖能異常の存在は，将来の変形性膝関節症の発生リスクを有意に上げることがわかった．逆に変形性膝関節症の存在は将来の高血圧の発生，過体重の発生と有意に関連していることがわかった．また，過体重の存在は大腿骨頸部における骨粗鬆症の発生リスクを下げることがわかった．MCIの存在は将来の変形性膝関節症の発生リスクを4倍以上高めることがわかった．変形性膝関節症の存在とMCIの発生の関連については，MCIの追跡調査結果はまだ発表されていないため不明である．また，ロコモの構成要因同士の関連をみると，大腿骨頸部骨粗鬆症の存在は腰椎骨粗鬆症の発生リス

クを，腰椎骨粗鬆症があることは大腿骨頸部骨粗鬆症発生のリスクを上げることがわかった．また，変形性膝関節症と骨粗鬆症の関連をみると，骨粗鬆症は変形性膝関節症の，変形性膝関節症は骨粗鬆症の発生リスクを下げる方向に働いているが有意ではなかった．

以上，ロコモの視点から変形性関節症・骨粗鬆症と，全身疾患であるメタボの構成要因（高血圧，耐糖能異常，過体重，高脂血症）やMCIとの相互関連を明らかにした．今後，更なるエビデンスの蓄積により，ロコモと全身疾患の相互関連や共通のリスクファクターが解明されれば介護への移行を防ぎ，高齢者のQOL維持増進に大きく貢献するものと期待される．

(吉村 典子)

POINT

● 高血圧，耐糖能異常やMCIの存在は，ロコモの原因疾患の1つである変形性膝関節症の発生リスクを高める．

References

1) 中村耕三：超高齢社会とロコモティブシンドローム．日本整形外科学会雑誌 **82**：1-2, 2008
2) 厚生労働省：平成28年国民生活基礎調査の概況．
http://www.mhlw.go.jp/toukei/saikin/hw/k-tyosa/k-tyosa16/index.html
3) 日本老年医学会：フレイルに関する日本老年医学会からのステートメント．2014
http://www.jpn-geriat-soc.or.jp/info/topics/pdf/20140513_01_01.pdf
4) Yoshimura N *et al*：Prevalence of knee osteoarthritis, lumbar spondylosis and osteoporosis in Japanese men and women：the research on osteoarthritis/osteoporosis against disability study. *J Bone Miner Metab* **27**：620-628, 2009
5) Muraki S *et al*：Incidence and risk factors for radiographic knee osteoarthritis and knee pain in Japanese men and women：A longitudinal population-based cohort study. *Arthritis Rheum* **64**：1447-1456, 2012
6) Muraki S *et al*：Incidence and risk factors for radiographic lumbar spondylosis and lower back pain in Japanese men and women：the ROAD study *Osteoarthritis Cartilage* **20**：712-718, 2012
7) World Health Organization：Assessment of fracture risk and its application to screening for post-menopausal osteoporosis. Report of a WHO Study Group. *World Health Organ Tech Rep Ser* **843**：1-129, 1994
8) Yoshimura N *et al*：Serum levels of 25-hydroxyvitamin D and occurrence of musculoskeletal diseases：a 3-year follow-up to the road study. *Osteoporos Int* **26**：151-161, 2015
9) Yoshimura N *et al*：Epidemiology of the locomotive syndrome：The research on osteoarthritis/osteoporosis against disability study 2005-2015. *Mod Rheumatol* **27**：1-7, 2017

PART 4

3 日常診療とフレイル・ロコモ

　フレイル，ロコモは，いずれも健康寿命の延伸や要介護化予防を目指す考え方であり，本書においても，それぞれの定義や評価方法が詳述されている．しかしながら，実際の臨床現場で両者が同時に評価されることは少なく，両者の合併状況や相互関係など不明な点も少なくない．ここでは，当院に新設した「ロコモフレイル外来」受診者について2つの病態の合併状況を調査し明らかとなった両者の関連をもとに，フレイルやロコモについて日常診療で心がけるとよい点，また簡単な評価法や対処法を紹介する．

▌▌▌ ロコモフレイル外来

1. 外来概要

　高齢者の抱える課題は個々人で異なり多様である．そのため患者の持つ課題を解決するには，多くの観点から評価をおこない，さまざまな職種がかかわり，多くの視点で取り組む必要がある．当国立長寿医療研究センターでは，高齢者が陥りやすい身体的な虚弱（フレイル）状態について，多方面の専門家が協力・連携しておこなう画期的な総合診療システムを，「ロコモフレイル外来」として2016年3月に新しく開設した．高齢期の身体的な虚弱に対し，進行を予防し，要介護化を予防する，あるいは要介護度を改善することを目指す世界初の取り組みである．

2. 外来受診者のフレイルとロコモの割合と合併状況

　ロコモフレイル外来において，フレイルとロコモを同時に評価した初期解析（160名）の結果，フレイルについてはFriedらの基準で，フレイルが53名（33.1％），プレフレイルが88名（55.0％），壮健が19名（11.9％）であり，ロコモについてはロコモ度2が121名（75.6％），ロコモ度1は32名

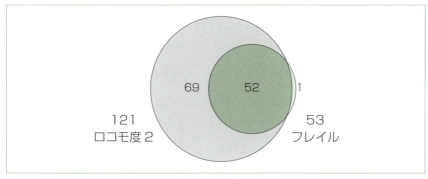

図❶　ロコモとフレイルの合併（人）
ロコモフレイル外来患者160名を解析した．ロコモは身体機能の低下が軽度である人をターゲットとしており，プレフレイルの段階での問題であることが示唆された．

（20.0％），健常が7名（4.4％）であり，相互の合併は図❶の通りであった．フレイル53名中1名以外は，ロコモ度2であった．反対にロコモ度2である121名中，フレイルになっていない人が半数以上の69名存在した．一般的な概念からいえば，フレイルは身体的，精神・心理的，社会的なさまざまな面を含む概念であり，身体的なフレイルがロコモと同義で，ロコモはフレイルに含まれるように考えられがちである．一方，今回の調査からは，評価基準からみたところ，両者は対象が若干異なっていた．すなわち，ロコモの判定基準では，身体機能の低下が軽度である人をターゲットとしており，フレイルが進行すると，より歩けなくなり，ロコモになっていくのでは，という一般的に持たれている印象とは，むしろ反対の状態で，ロコモはプレフレイルの段階での問題といえる．よってロコモの進行を止めることが，フレイルの予防や改善に大きくつながることが明らかとなった．

> **POINT**
> ● ロコモフレイル外来は多方面の専門家が協力・連携を図りながら，高齢者の虚弱（フレイル）状態を評価し要介護を予防する総合診療である．
> ● フレイルが進行するとロコモになるのではなく，むしろプレフレイルの段階でロコモは生じ，ロコモの抑止がフレイル予防・改善につながる．

■ フレイル・ロコモについての日常診療の実際

1. 簡易な質問評価

　高齢者の身体機能は衰えており，ロコモ状態である場合が少なくない．上記のように，身体機能の維持・改善が，フレイルの予防や改善となるという視点で患者に接するように心がけることが肝要である．ロコモが進行すると外出の機会が減り，精神・心理面，社会面でもフレイルの要素を増やすことになる．ロコモであるかどうかは，簡単な7つのチェック項目がある[1]．すなわち，①片脚立ちで靴下がはけない，②家の中でつまずいたり滑ったりする，③階段を上るのに手すりが必要である，④横断歩道を青信号で渡りきれない，⑤15分くらい続けて歩けない，⑥2 kg程度の買い物（1リットルの牛乳パック2個程度）をして持ち帰るのが困難である．⑦家の中のやや重い仕事（掃除機の使用，布団の上げ下ろしなど）が困難である．また，フレイルについては，以下の5つの質問が目安になる（1つか2つでプレフレイル，3つではフレイルの可能性）．すなわち，①6ヵ月で2～3 kgの体重減少がありましたか．②以前に比べて歩く速度が遅くなってきたと思いますか．③ウォーキングなどの運動を週に1回以上していますか．④5分前のことが思い出せますか．⑤ここ2週間わけもなく疲れたような感じがしますか，の5項目である．

2. 運動機能などの簡易なテスト評価

　身体機能の衰えの有無は，まず，握力を測定し，男性26 kg，女性18 kgという基準値に達しているかどうかを調べる．また，開眼片脚立ち秒数，片脚で椅子から立てるか，また受診者の中で骨密度の低下が進んでいるにもかかわらず，患者も医療者も知らず，骨粗鬆症の薬物治療を受けていない場合も少なくないことから，骨粗鬆症検査を受けたことのない方には検査を受けるよう勧めるとよい．また，フレイルである人は骨粗鬆症であるリスクが高いことが文献的にも報告され[2]，当外来受診患者においても同様の結果であった（図❷）．

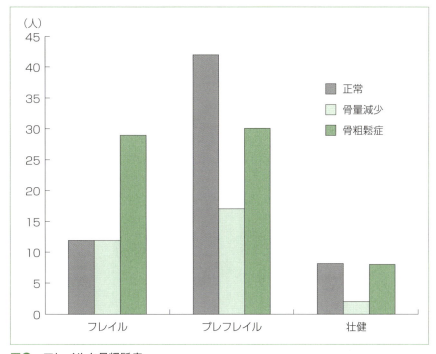

図❷　フレイルと骨粗鬆症
フレイルである人は骨粗鬆症であるリスクが高い．

3. 簡単な大腿四頭筋訓練の指導

　他稿において運動介入法が詳述されているが，ここでは，膝の痛みのある患者の症状軽減にも有効な簡単な運動を紹介する．図❸のように，膝を真っすぐに伸ばした状態のまま10秒静止させることを右脚と左脚で交互にくり返す．1日30回程度，徐々に回数を増やし，できれば1日100回以上おこなう．仰臥位では，反対側の膝を立てた状態でおこなうことで，腰へ負担がかからないようにする．椅子に腰掛けておこなう場合は，膝を曲げた状態から，膝を蹴り上げず，あらかじめ膝を伸ばしておき，伸ばした状態のまま上に持ち上げて10秒静止する．膝を伸ばして静止している時に足関節を背屈することでより筋収縮が高まることが筋電図上確認されているので，できるだけ背屈させた状態でおこなうことが望ましい．

（松井 康素）

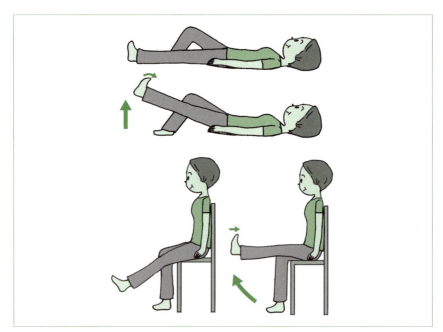

図❸　大腿四頭筋訓練
膝を真っすぐに伸ばした状態のまま10秒静止させることを右脚と左脚で交互にくり返す．膝に痛みのある患者の症状軽減にも有効．

> **POINT**
> - 握力，開眼片脚立ち，片脚での椅子からの起立などで身体機能をチェックする．
> - ロコモの進行は，精神・心理面，社会面でもフレイルの要因へとつながる．
> - 身体機能の維持・改善がフレイルの予防や改善につながるという視点が重要．

References

1) ロコモチャレンジホームページ
   https://locomo-joa.jp/check/lococheck/
2) Calado LB *et al*：Frailty syndrome in an independent urban population in Brazil（FIBRA study）：a cross-sectional populational study. *Sao Paulo Med J* **134**：385-392, 2016

4 慢性疼痛とフレイル・ロコモ
─運動器疼痛を中心に─

痛みはロコモの主要な症状・徴候であるとともに，身体活動の低下，うつや不安とも関連しフレイルの要因ともなる．ここでは運動器の慢性疼痛とその治療アプローチについて，ロコモやフレイルとの関連を交えながら解説する．

慢性疼痛とは

痛みは外的ストレスから生体を守るための警告信号であり，個体にとって不可欠である．先天性無痛症の患者は視覚などに依存する生体防御しかとれないため，挫傷や骨折，熱傷を起こしやすい．病的疼痛とは生体防御としての意義のない痛みや身体機能を障害するような痛みで，慢性疼痛の多くは病的疼痛の要素を含んでいる．難治性の慢性疼痛は痛みが強いうえに食欲不振や睡眠障害を伴う．国際疼痛学会では慢性疼痛を「治療に要すると期待される時間の枠を超えて持続する痛み，あるいは進行性の非がん性疼痛に基づく痛み」と定義している．訴えの多い急性腰痛や捻挫・打撲など運動器に由来する痛みは3ヵ月以内に軽快するものが多く，発症から3ヵ月を超えて持続する痛みを慢性疼痛と呼ぶことが多い．

強い侵害刺激が持続して慢性化する原因に，①末梢の侵害受容器から脊髄後角そして脳に至る痛み伝導系の機能障害や，②痛みにより惹起される情動の影響，③心的ストレスへの自己対処能力の低下，などがある．①では感作，すなわち刺激に対する上行性疼痛伝導系での過応答が問題となる．とくに中枢性感作では脊髄後角での神経興奮性が高まり，痛覚過敏や本来痛みとならない軽微な刺激を痛みと感じるアロディニアを呈するようになる．感作と並んで痛み信号を抑制する下行性疼痛伝導系の機能低下も慢性化の原因である．②では痛み刺激が加わった際に，上行路には体性感覚野に至る弁別系とともに，脊髄から内側視床を経て扁桃体に至る情動系へも信号が伝わる．す

表❶　代表的な運動器疾患とその痛み病態

運動器疾患	病みの病態
腰痛	椎間板変性と感覚神経の椎間板組織内への侵入 椎間関節症，仙腸関節症 筋疲労性腰痛—脊柱変形（脊椎骨折後，変性側弯症など）
変形性関節症	軟骨の変性・摩耗，滑膜炎 軟骨下骨の骨髄浮腫，軟骨下骨の微小骨折 半月板損傷と関節負荷時の関節包の牽引
骨粗鬆症	微小骨折 骨吸収優位下での酸感受性イオンチャネルの活性化
腰部脊柱管狭窄症	（腰痛と同じ病態） 神経障害性疼痛

なわち，強い痛み刺激はうつや不安を惹起してしまう．③では同等の痛み刺激であっても痛みをどう解釈するかで各個人の痛みに対する行動は異なってくる．自己対処能力は性格や資質，生育環境に依存するので個人差が大きい．

運動器疾患の疼痛と治療アプローチ（表❶）

運動器疼痛は力学的負荷がかかる立位や歩行などの運動に伴って生じるため，侵害刺激がくり返して加わる痛みである．したがって痛みを回避するために身体活動が低下しがちとなり，ロコモの主因となる（図❶）．頻度の高い運動器疼痛に腰痛，変形性膝関節症，骨粗鬆症，腰部脊柱管狭窄症がある．運動器疼痛の郵送調査[1]では6ヵ月以上持続した慢性痛は15.4％であった．

腰痛の原因は椎間板変性に伴う神経の組織内侵入と力学的過負荷，椎間関節症が代表である．外傷や骨粗鬆症，変性による脊柱変形は頑固な筋疲労性腰痛を生じる．変形性関節症では軟骨の変性・摩耗に伴う滑膜炎の他，半月板

POINT

● 慢性疼痛の原因として，①神経の過応答（痛覚過敏），②情動系への影響（うつや不安の惹起），③心的ストレス，などが関与する．

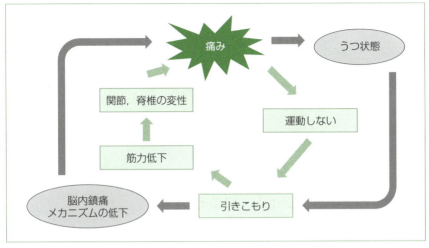

図❶ 運動器慢性痛における悪循環

損傷に伴う関節包の牽引，軟骨下骨の骨髄内の炎症や微小骨折が痛みにかかわっている．骨粗鬆症では微小骨折の他に，侵害受容器での酸感受性イオンチャネル acid-sensing ion channel（ASIC）やカプサイシン受容体 transient receptor potential channel vanilloid subfamily 1（TRPV1）の活性化が痛みの原因と考えられており，骨粗鬆症治療薬による原疾患治療が痛みの緩和につながる．腰部脊柱管狭窄症は侵害性疼痛に加えて神経障害性疼痛が加わった混合性疼痛を呈する．神経障害性疼痛は「体性感覚系に対する損傷や疾患の直接的結果として生じている疼痛」とされ，代表的な難治性疼痛である．特徴として痛みが強い，独特の痛みの性状を有する，非ステロイド性抗炎症薬（NSAIDs）がほとんど効かない，があげられる．神経障害性疼痛には Ca チャネル α2δ サブユニット・ブロッカー，三環系抗うつ剤やセロトニン・ノルアドレナリン再取り込み阻害剤（SNRI）が有効である[2]．腰部脊柱管狭窄症患者では歩行や姿勢により下肢症状が出現・増悪する．腰痛はない場合もある．

POINT
- 頻度の高い運動器慢性疼痛として腰痛，変形性膝関節症，骨粗鬆症などがある．
- 痛みに伴う身体活動性の低下は，急激な進行につながることがある．

表❷　運動器疼痛に対する運動療法

対象	運動
ロコモ度やフレイルの強い患者	片脚立ち　ハーフスクワット
ロコモ予備軍（個別の関節をターゲットに）	ストレッチ　筋力トレーニング
ロコモ予備軍（運動機能だけでなく全身機能の向上をターゲットに）	ウォーキング　　　太極拳 水中ウォーキング　ヨガ

運動器疼痛とフレイル・ロコモ（表❷）

　ロコモの原因に運動器疾患による痛み，関節拘縮などの可動域制限，サルコペニア，バランス障害がある．前述した郵送調査[1]で高齢者の慢性疼痛は10%台であるが，痛みに伴う活動性の低下は短期間でもサルコペニアにつながり，ロコモの急激な進行をきたしやすい．フレイルには運動器障害が含まれるので，ロコモはフレイルの一部といえる．ただしフレイルは軽度認知障害やうつ，さらには社会的活動性の低下が含まれる．高齢者うつは配偶者との離別や独居などの社会的孤立，経済的不安などとあわせて痛みを増悪する基質的要因となる．患者背景の十分な聴取とその対策が望まれる．

　脆弱かつ複数箇所の痛みを持つ高齢者は手術治療が困難なことも多い．ブロックなど軽度の侵襲で済むインターベンショナル治療，薬物治療，運動療法を組みあわせて治療に臨むしかない患者が増加している．ロコモ度やフレイルの強い患者は転倒危険群であり，ロコトレとして片脚立ちやハーフスクワットを勧めていく．ロコモ予備軍には運動器の機能向上のためのストレッチや筋力トレーニングと全身運動やバランス機能向上を意図してウォーキング，太極拳やヨガなどが望ましい．

（竹下 克志）

References

1) Nakamura M *et al* : Prevalence and characteristics of chronic musculoskeletal pain in Japan. *J Orthop Sci* **16** : 424-432, 2011
2) 日本ペインクリニック学会：神経障害性疼痛薬物療法ガイドライン 改訂第2版. 真興交易医書出版部，東京，2016

PART 4

5 薬物処方とフレイル・ロコモ
―ポリファーマシーの観点から―

　近年の高齢者の急激な増加と医療費の増大に伴い，わが国でも高齢者のポリファーマシーが注目を集めるようになった．ポリファーマシーに対する初期の議論は，服用薬剤数に関するものが多く，海外では5剤以上，わが国では6剤以上をポリファーマシーの目安とすることが多い．一方，2018年に発表された「高齢者の医薬品適正使用の指針（総論編）」において，ポリファーマシーは，服用する薬剤数が多いのみならず，それに関連して薬物有害事象（adverse drug events：ADEs）のリスク増加，服用過誤，服薬アドヒアランス低下などの問題につながる状態のことを言い，必ずしも薬剤数が多いことを意味するものではないことが記されている[1]．ポリファーマシーはフレイル・ロコモ同様，高齢者を主な対象として用いられる用語である．ここではポリファーマシーとフレイル・ロコモとの関連について述べる．

ポリファーマシーとフレイル・ロコモ

　2017年，アジア太平洋地域のフレイル診療ガイドラインが発表され，3項目の強い推奨の1つに「ポリファーマシーの回避」があげられている[2]．ポリファーマシーとフレイル・ロコモとの関係についての研究は2005年頃よりみられはじめ，ポリファーマシーがフレイルの発症に関連するという報告が散見される．

　50〜75歳の地域住民を対象に，3年以内のフレイルの発症の有無について調査した報告では，フレイルの発症率は服用薬剤数が5剤以上の患者で2.30倍，10剤以上では4.97倍であった[3]．また，65歳以上の地域住民を対象に，フレイルとポリファーマシーの関係を調査した横断研究では，10剤以上処方されている患者の93%がフレイルであることが報告された[4]．70歳以上の膝関節症のハイリスク患者を対象に8年間フレイルの発症を観察した研

究では，3剤以下の群に比較して，4～6剤で 1.55 倍，7剤以上で 2.47 倍フレイルの発症率が高かった[5]．また，高齢者のフレイル発症に対する薬剤数のカットオフ値を調査した報告では，フレイルを効率的に予測する薬剤数として，6～7剤程度であることが示されている[6)7]．以上，フレイルやロコモ予防の観点からもポリファーマシー対策は重要であり，ポリファーマシーに対して適切な介入をおこなうことで，フレイル・ロコモの発症を予防できる可能性がある．

　また，どのような薬剤がフレイルと関連しているかについてはいくつかの報告があり，抗うつ薬[8]，抗コリン作用を有する薬剤[9]，ベンゾジアゼピン系薬剤[10]などが，フレイルの発症と関連することが報告されている．報告されている以外にも，過降圧や低血糖による転倒，消化器症状や味覚・嗅覚障害による低栄養など，間接的にフレイル・ロコモの発症に関連する薬剤もある．このような薬剤の抽出には，日本老年医学会の「高齢者の安全な薬物療法ガイドライン 2015」が有用であり，ポリファーマシーを介して発症するフレイル対策の参考になるだろう．

▋▋▋ Pharmaco-frailty

　新しい概念として，薬剤に対する脆弱性を意味する Pharmaco-frailty という考え方がある．大阪大学医学部附属病院老年内科に入院となり，フレイル（J-CHS 基準）の調査をおこなった高齢者を対象に，入院中の ADEs について高齢者総合機能評価，肝・腎機能などの患者情報や，薬剤数，一包化の有無などの薬剤情報を包括的に調査した．ADEs を目的変数として J-CHS 基準の 5 項目との関連についておこなった検討では，「直近の 6 ヵ月間で 2 kg 以上の意図しない体重減少を認めた」の項目のみが，ADEs の出現に関連していた

POINT

● フレイル・ロコモ予防の観点からポリファーマシー対策は重要である．
● 海外で 5 剤以上，わが国では 6 剤以上をポリファーマシーの目安とすることが多いが，必ずしも薬剤数の多さイコールポリファーマシーではない．

表❶　当院入院患者の ADEs 発生における包括的検討

年齢（歳）	77.6±6.9
性別（男/女）	109/151
緊急入院（人）	28（10.8%）
BMI（kg/m²）	22.6±3.8
Charlson Comorbidity Index	1.9±1.9
疲労感（＝YES）	94（36.4%）
体重減少（＞2 kg/6 M）	85（32.0%）
活動性の低下（＝YES）	64（25.0%）
握力の低下（男＜26 kg，女＜18 kg）	92（41.3%）
歩行速度（1.0 m/s 以下）	56（25.2%）
薬剤数	7.5±4.8
ADEs（人/件）	53/59（20.6%）

期間：2014 年 9 月 1 日〜2016 年 8 月 31 日
対象：大阪大学医学部附属病院老年・高血圧内科に入院となりフレイルの評価を
おこなった連続 373 名の高齢者
上記を対象に薬物有害事象の頻度，薬剤情報をもとに，入院患者の ADEs の発生
と関連する因子につき，「患者特性」「薬剤」「フレイル」などを含めた包括的検討
をおこなった．

	OR（95%CI）	p値
年齢	1.02（0.97, 1.06）	
薬剤数	1.09（1.02, 1.16）	0.009
併存疾患数	1.28（1.08, 1.53）	0.006
体重	0.95（0.83, 1.12）	
【Friedの5項目】		
疲労感	1.10（0.58, 2.08）	
体重減少	2.04（1.09, 3.81）	0.025
活動性の低下	1.81（0.88, 3.91）	
握力の低下	1.06（0.50, 2.27）	
歩行速度	1.04（0.90, 1.54）	
合計点数	1.54（0.72, 3.33）	

0.2　　　1　　　5　　　名義ロジスティック回帰分析

図❶　ADEs を目的変数とした関連因子にみる Pharmaco-frailty

ADEs を目的変数とした関連因子．

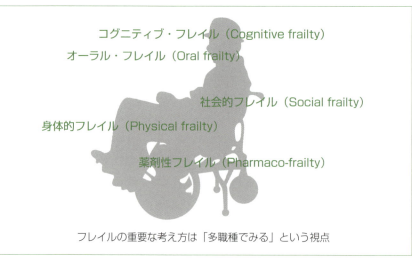

図❷ フレイル高齢者

(表❶, 図❶). ADEs の出現しやすい集団は Pharmaco-frailty と考えられ，その抽出には既報にある薬剤数や疾患数の他に，患者の体重減少を見逃さないことが重要であるという結果であった．どのような集団が Pharmaco-frailty に該当するのかはこれからの課題であるが，高齢者の複雑性に対処する新しいアプローチ方法として，たとえば体重減少を認める患者に対しては，薬物療法を控えめにするなど，薬物に対して脆弱性のある集団を Pharmaco-frailty として抽出し，これらを重点的に管理することで，効率的な薬剤管理が可能となるかもしれない．

同時に，フレイルは多面的な要素を包含する概念である．physical frailty（身体的脆弱性），cognitive frailty（認知機能の脆弱性），oral frailty（口腔機能の脆弱性），social frailty（社会的な脆弱性）などが提唱されており，これらは，フレイル高齢者を医師，歯科医師，看護師，介護士，社会福祉士など，

POINT
- 薬剤に対する脆弱性を意味する Pharmaco-frailty という概念がある．
- Pharmaco-frailty の患者は ADEs が出現しやすく薬剤師の積極関与が重要．

多職種でみる重要性を意味している．Pharmaco-frailty の概念が，フレイル高齢者に対する薬剤師の積極的な参加を推進し，Pharmaco-frailty に対して薬剤師が多職種連携の中心的な役割を果たすことが期待される．（図❷）．

（竹屋　泰）

▌ References ▌

1）厚生労働省：高齢者の医薬品適正使用の指針（総論編）．2018
https://www.mhlw.go.jp/stf/shingi2/0000208848.html

2）Dent E *et al*：The Asia–Pacific Clinical Practice Guidelines for the management of frailty. *J Am Med Dir Assoc* **18**：564–575, 2017

3）Saum KU *et al*：Is polypharmacy associated with frailty in older people? results from the ESTHER cohort study. *J Am Geriatr Soc* **65**：e27–e32, 2017

4）Ballew SH *et al*：Frailty, kidney function, and polypharmacy：the Atherosclerosis Risk in Communities（ARIC）Study. *Am J Kidney Dis* **69**：228–236, 2017

5）Veronese N *et al*：Polypharmacy is associated with higher frailty risk in older people：an 8–Year longitudinal cohort study. *J Am Med Dir Assoc* **18**：624–628, 2017

6）Gnjidic C *et al*：Polypharmacy cutoff and outcomes：five or more medicines were used to identify community–dwelling older men at risk of different adverse outcomes. *J Clin Epidemiol* **65**：989–995, 2012

7）Moulis F *et al*：Searching for a polypharmacy threshold associated with frailty. *J Am Med Dir Assoc* **16**：259–261, 2015

8）Lakey SL *et al*：Antidepressant use, depressive symptoms, and incident frailty in women aged 65 and older from the Women's Health Initiative Observational Study. *J Am Geriatr Soc* **60**：854–861, 2012

9）Gray SL *et al*：Cumulative use oy strong anticholinergic and incident dementia：a prospective cohort study. *JAMA Inter Med* **175**：401–407, 2015

10）Billioti de Gage S *et al*：Benzodiazepine use and risk of dementia：prospective population based study. *BMJ* **345**：e6231, 2012

PART 4

6 漢方処方とフレイル・ロコモ

　漢方医学で伝えられてきた未病の概念は，超高齢社会の到来とともに再評価されつつある．フレイルの病態はサルコペニア（骨格筋萎縮）を骨子としつつ，ロコモ（運動器症候群）とも重なる予防医学としての概念である．フレイルは，身体的フレイル（ロコモもその一部），精神・心理的フレイル，社会的フレイル，オーラルフレイルなどに分けられ，フレイルカスケード・サイクルとして病態が進展し（悪循環），心身の障害をきたして要介護状態へと移行する（図❶）[1)~6)]．フレイル病態の引き金の1つには食欲低下があり，人参養栄湯などの補剤は食欲低下・サルコペニアなど，フレイルの多彩な病態を改善させる．漢方薬は西欧薬と異なりフレイル病態を未病の時期から治療することが可能であり，その基剤として期待されている．

漢方とフレイル・ロコモ

1. 補剤

　補剤として十全大補湯，補中益気湯，人参養栄湯などがあげられるが，その生薬構成には相違が認められ，それぞれの個性をなすものと思われる．昭和期の漢方復権に尽力した矢数道明は，補中益気湯を「虚証の疲労病を補益する」と記している．軽度から中等度のフレイルや，補腎剤などに含まれる地黄により，消化器症状を呈する例に適応がある．

　人参養栄湯は芍薬，当帰，陳皮，黄耆，桂皮，人参，白朮，甘草，地黄，五味子，茯苓，遠志の12種類の生薬より構成される．宋の時代に著された『和剤局方』には，人参養栄湯の適応を「過労・病気の為衰弱し，四肢が重く，骨肉が激しく痛み疼き，息切れを起こし，行動喘咳，小腹拘急，腰背強痛，虚し怯え，喉が渇き唇は乾燥している．飲み食いしても味はなく気・血・津液のバランスが崩れ，欝々として多くを寝て過ごし，起きることが少なくな

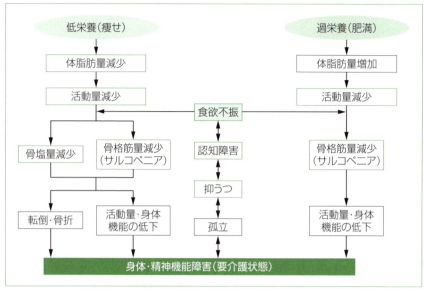

図❶ フレイルカスケード
栄養過多・過少ともにフレイルの誘発因子となる．身体機能の低下のみならず，抑うつなどの心身両面にわたる脆弱性が存在することに注意が必要である．抑うつや認知機能障害は，フレイルの原因でも結果でもある．低栄養の場合や閉経期後の女性には，骨塩量の低下（bone health）が重要となる．西欧薬が個々の病態を治療するのに対し，多成分系の漢方薬はフレイルカスケード（サイクル）の複数部位を同時に治療しえ，より効率よく悪循環を断つと同時に，ポリファーマシーを避けることができる．人参養栄湯の作用点を例に示す（色囲み枠）．

（文献1より改変引用）

る．長い人は何年かかけて，急に進行する人は百日で骨と皮のようにやせ細ってしまう．五臓の気が尽き，回復がむずかしい状態を治す．また，肺と大腸がともに虚し，咳嗽，下痢，嘔吐，痰涎の状態を治す」と記されている．

人参養栄湯は気血両虚を補う代表的な補剤であり，がんをはじめとする緩和医療の領域で汎用されてきた[2)〜6)]．人参養栄湯は高齢者や術後の全身状態改善，肝硬変のタンパク合成や糖尿病性合併症（神経障害）の改善，貧血や血小板低下の改善など，フレイル病態にかかわる多くの臨床報告がなされている[2)〜6)]．フレイルをきたす代表的な疾患の一つである慢性閉塞性肺疾患（COPD）においては，食欲，体重減少，呼吸器症状を軽減し，アルブミンなどの栄養状態やNK活性などの免疫機能を改善する．さらに人工膝関節置換術後の感染制御，骨密度の増加，嗅覚の改善，男性不妊の改善，ドネペジル

投与下のアルツハイマー病患者の認知機能や抑うつの改善など，多彩な臨床効果が報告されている．廃用性萎縮患者の握力の改善[7]，サルコペニア肥満のロコモ度の改善[8]など，サルコペニアや在宅医療への応用を示唆する報告も多い[2]~[6]．

　最近，人参養栄湯エキス細粒の特定使用成績調査結果（クラシエ製薬）が報告された[9]．対象は，人参養栄湯の効能・効果（病後の体力低下，疲労倦怠，食欲不振，ねあせ，手足の冷え，貧血）に該当する症状を少なくとも1つ以上有する65歳以上の独歩可能な外来患者とされ，プレフレイルの症例も含まれているものと思われる．人参養栄湯の有効率は90％に上り，食欲不振，体重低下，疲労倦怠を改善し，また厚労省基本チェックリストによる骨格筋機能（サルコペニア・ロコモ）や抑うつなどの有意な改善が認められた．人参養栄湯の副作用は，高齢者においてもきわめて少ない発現率であった．

2. 補腎剤

　フレイルは，腎虚に相当するという考えもある．腎とは泌尿・生殖器系のことであるが，ヒトの誕生から死亡までの生命のエネルギーを司るとされ，補腎剤としては八味（地黄）丸や牛車腎気丸があげられる[10]．牛車腎気丸は，地黄，牛膝，山茱萸，山薬，車前子，沢瀉，茯苓，牡丹皮，桂皮，附子の10種類の生薬より構成される．『済生方』には，「腎虚して腰重く，脚腫し，小便利せざるを治す」と記されている．夜間尿，性欲低下，息切れ，脱毛，視力低下など加齢に伴う症状や，疼痛・浮腫の軽減（牛膝・車前子）に用いられてきた．牛車腎気丸にはサルコペニアの改善効果も期待され[10]，リハビリテーションと併用した治療法も試みられている[11]．変形性関節症や脊椎症などで痛みやしびれが強い場合は附子の量も多い牛車腎気丸，それ以外とりわけ長期にわたる治療には，附子の量の少ない八味（地黄）丸が適応となる．補腎剤には消化器症状がみられることがあり，留意しておく必要がある．

3. 漢方薬の併用投与

　フレイル病態に対し，人参養栄湯など補剤に加えて更なる効果の増強を図る場合は，認知症の周辺症状（BPSD）に対して抑肝散・抑肝散加陳皮半夏，

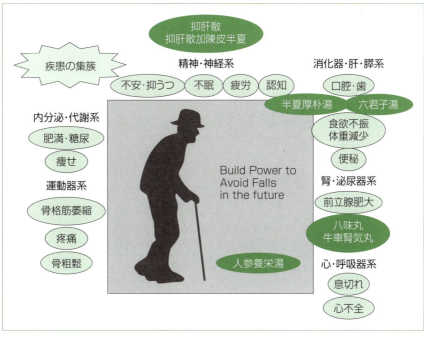

図❷　フレイルに対する漢方併用療法

フレイルは多彩な症状を有する心身のシンドロームである．人参養栄湯を基剤としながら，その効果の増強を図る場合，抑肝散・抑肝散加陳皮半夏（認知・周辺症状），六君子湯（消化器症状）・半夏厚朴湯（誤嚥症状・不安症状），八味（地黄）丸・牛車腎気丸（泌尿・生殖器系症状や痛み）などを重ねあわせることになる．

（文献3より改変引用）

消化器症状に対して六君子湯[12]，誤嚥症状に対して半夏厚朴湯，また痛みや前立腺症状などに補腎剤の八味（地黄）丸・牛車腎気丸が有用である（図❷）．漢方薬の副作用は新薬にくらべ少ないと考えられるが，重ねあわせはその発現につながりやすく，併用投与は2剤までとしておきたい．

（宇都 奈々美，安宅 弘司，網谷 東方，網谷 真理恵，乾 明夫）

> **POINT**
> ● 人参養栄湯は食欲不振，疲労倦怠などフレイル病態を改善する基剤となる．
> ● 八味丸・牛車腎気丸は疼痛・浮腫の軽減，サルコペニアの改善が期待される．

■ References ■

1) 葛谷雅文：フレイルティ：オーバービューと栄養との関連. 日本老年医学会雑誌 **51**：120-122, 2014

2) 乾　明夫：フレイルと人参養栄湯. phil 漢方 **58**：30-33, 2016

3) 鮫島奈々美ほか：フレイルと補剤−人参養栄湯を中心に. アンチエイジング医学 **13**：796-804, 2017

4) 森永明倫ほか：高齢者のフレイルに対する人参養栄湯の効果. 日本心療内科学会誌 **22**：25-27, 2018

5) 加島雅之：高齢者・虚弱者の"こころ"と"からだ"に効く漢方. 日本心療内科学会誌 **22**：20-24, 2018

6) 高橋隆二ほか：人参養栄湯のマウス生存期間および老化表現型への影響. 日本心療内科学会誌 **22**：16-19, 2018

7) 向坂直哉：フレイルと人参養栄湯. phil 漢方 **64**：17-19, 2017

8) 青山重雄：骨格筋率低下を伴う体力低下に対する人参養栄湯の効果. phil 漢方 **70**：12-14, 2018

9) 鈴木伸一ほか：クラシエ人参養栄湯エキス細粒　特定使用成績調査―高齢者に対する使用実態下での安全性および有効性の検討―. 医学と薬学 **74**：1285-1297, 2017

10) 萩原圭祐：サルコペニアに対する漢方補腎薬の効果について. *Geriat Med* **52**：1247-1249, 2014

11) 前田浩行ほか：サルコペニアに対するリハビリテーションと牛車腎気丸を用いた新しい治療. 漢方医学 **41**：62-64, 2017

12) 宇都奈々美ほか：実践：漢方薬治療の実際―このように治療する（1）食欲不振−フレイルも含めて. 臨牀消化器内科 **33**：1377-1386, 2018

外科治療とフレイル・ロコモ

PART 4

7

P A R T 4

さまざまな視点からみたフレイルとロコモ

　超高齢社会を迎え，高齢者に対する外科治療をおこなう機会が増加している．フレイルやロコモティブシンドローム（ロコモ）の概念は，いずれも要介護状態の高齢者を減らし，健康長寿を達成することを目標としている．フレイル・ロコモ・サルコペニアといった概念は，介護予防や機能障害予防を考えるうえで重要であり，外科領域においても周知しておくべき概念である．

外科治療とフレイル・ロコモ

　フレイルは身体的側面のみでなく，精神・心理的および社会的側面を含む概念であり，高齢者の状態を包括的に捉える[1)2)]．フレイルの中で身体的フレイルとロコモの概念はほぼ同義だが，運動器を扱う日本整形外科学会から提唱されているため高齢期の身体的機能，とくに移動機能の障害の原因となる運動器疾患を具体的に提示している[3)]．

　最近は外科領域においてもフレイルあるいはサルコペニアの概念が注目されている[4)~6)]．外科手術におけるフレイルについては，フレイルを認める場合は術後合併症や在院死リスクが有意に高く，相対危険度が2~4倍になることが心臓血管外科領域およびがんに対するさまざまな手術において報告されている[4)~8)]（図❶）．さらにフレイルの存在は，術後合併症からの回復にも悪影響を及ぼすとされ，より慎重な周術期管理を要する[9)10)]．

　また，がんに対する集学的治療の観点から，フレイルの抗がん剤治療に及ぼす影響も考慮すべきである．高齢者は抗がん剤の有効性に関する臨床試験の対象外となることが多く，若年層を対象とした臨床試験の結果に基づき治療法を選択せざるをえない．高齢者では，化学療法開始時のフレイル評価により，1年後の死亡や6ヵ月以内の再入院などを予測しうる可能性がある[4)]．また，化学療法に伴う身体機能の低下は3分の1の患者で発生するとされ，

109

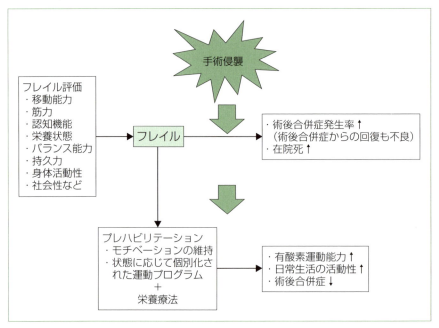

図❶ 外科手術に及ぼすフレイルの影響とプレハビリテーション

ADL (activity of daily living) およびIADLの低下は生存率の低下にも関与することが報告されている[11)〜14)]．一方，術前化学療法中に慎重なフォローアップをおこない，適切な抗がん剤減量などをおこなえば，若年者と同等の治療効果が得られたとの報告もある[15)]．高齢者における術前化学療法を含む周術期における抗がん剤の使用はフレイルあるいはプレフレイルの状態を考慮し，状態の評価を細やかにおこなうなどの工夫が必要である（図❷）．

POINT
- 外科領域においてもフレイルあるいはサルコペニアの概念が注目されている．
- フレイル高齢者は，手術後の合併症や在院死のリスクが2〜4倍高い．
- フレイルの抗がん剤治療に及ぼす影響も考慮すべきである．

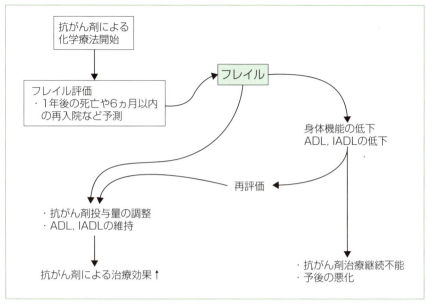

図❷ 抗がん剤治療におけるフレイルの影響

術前に実施するプレハビリテーション

　最近，手術後のフレイルの悪化あるいは周術期合併症の予防を目的として術前に一定期間，体力を含む総合的な機能向上を目指したプログラムを実施するプレハビリテーション（prehabilitation）が注目されている（図❶）．70歳以上の待機的な腹部手術を要する患者を対象とし，各症例の体力を考慮したプレハビリテーションをおこなうことにより，有酸素運動能力が向上し，術後合併症が減少することが報告されている[16]．プレハビリテーションの有効性について，栄養療法との組み合わせなどにより術後合併症の改善を認めたとする同様の報告があり，術前にフレイルを有する症例でも有効とされている[17]〜[19]．これらの報告では，フレイル高齢者に対して筋力・運動能力の強化を目的とした運動のみならず高齢者の機能に対する総合的なアプローチが重要とされている．術前状態と実施する術式を考慮した適切なプレハビリテーションはどのように実施すべきかを含め，今後の検証が待たれる．

以上，外科治療とフレイル，とくに術前におけるフレイル評価は術後成績に影響を及ぼすため重要であることについて概説した．高齢者，とくに後期高齢者の疾患の多くは，急性期治療のみで完治せず亜急性期あるいは長期的な管理・介入を要する場合が多い．手術の対象となる疾患の治癒のみを目指すのではなく，症例に応じて患者のADL／QOL（quality of life）をいかに維持するかを優先することが重要である．

（齋藤 拓朗）

POINT

● 術前に一定期間のプレハビリテーションを実施することにより，有酸素運動能力の向上や術後合併症の減少が報告されている．

References

1) 鳥羽研二ほか：高齢者総合的機能評価簡易版CGA7の開発．日本老年医学会雑誌 **41**（Suppl）：124，2004
2) Fried LP *et al*：Frailty in older adults：evidence for a phenotype. *J Gerontol A Biol Sci Med Sci* **56**：M146–M156, 2001
3) 日本整形外科学会ホームページ．
https://www.joa.or.jp/public/locomo/
4) Ferrat E *et al*：Performance of four frailty classifications in older patients with cancer：prospective elderly cancer patients cohort study. *J Clin Oncol* **35**：766–777, 2017
5) Handforth C *et al*：The prevalence and outcomes of frailty in older cancer patients：a systematic review. *Ann Oncol* **26**：1091–1101, 2015
6) Huisman MG *et al*：Delivering tailored surgery to older cancer patients：preoperative geriatric assessment domains and screening tools–A systematic review of systematic reviews. *Eur J Surg Oncol* **43**：1–14, 2017
7) Makary MA *et al*：Frailty as a predictor of surgical outcomes in older patients. *J Am Coll Surg* **210**：901–908, 2010
8) Sepehri A *et al*：The impact of frailty on outcomes after cardiac surgery：a systematic review. *J Thoracic Cardiovasc Surg* **148**：3110–3117, 2014
9) Arya S *et al*：Frailty increases the risk of 30–day mortality, morbidity, and failure to rescue after elective abdominal aortic aneurysm repair independent of age and comorbidities. *J Vasc Surg* **61**：324–331, 2015
10) Shah R *et al*：Association of frailty with failure to rescue after low–risk and high–risk inpatient surgery. *JAMA Surg* **153**：e180214, 2018
11) Kenis C *et al*：Functional decline in older patients with cancer receiving chemotherapy：a multi-center prospective study. *J Geriatr Oncol* **8**：196–205, 2017
12) van Abbema D *et al*：Functional status decline in older patients with breast and colorectal cancer after cancer treatment：a prospective cohort study. *J Geriatr Oncol* **8**：176–184, 2017
13) Hoppe S *et al*：Functional decline in older patients with cancer receiving first–line chemotherapy. *J Clin Oncol* **31**：3877–3882, 2013

14) Miyata H *et al* : Clinical outcome of esophagectomy in elderly patients with and without neoadjuvant therapy for thoracic esophageal cancer. *Ann Surg Oncol* **22** （Suppl 3）: S794–S801, 2015
15) Sylvie L *et al* : Impact of age on the feasibility and efficacy of neoadjuvant chemotherapy in patients with locally advanced oesophagogastric cancer. *Eur J Cancer* **51** : 1918–1926, 2015
16) Barberan-Garcia A *et al* : Personalised prehabilitation in high-risk patients undergoing elective major abdominal surgery : a randomized blinded controlled trial. *Ann Surg* **267** : 50–56, 2018
17) Mazzola M *et al* : Frailty in major oncologic surgery of upper gastrointestinal tract : how to improve postoperative outcomes. *Eur J Surg Oncol* **43** : 1566–1571, 2017
18) West MA *et al* : Prehabilitation and nutritional support to improve perioperative outcomes. *Curr Anesthesiol Rep* **7** : 340–349, 2017
19) Wong SG *et al* : Evaluation of a physiatrist-directed prehabilitation intervention in frail patients with colorectal cancer : a randomised pilot study protocol. *BMJ Open* **7** : e015565, 2017

PART 4

8 リハとフレイル・ロコモ

　リハビリテーション（リハ）は病気や外傷が原因で心・身の機能と構造の障害と生活上の支障が生じたときに，個人とその人が生活する環境を対象に，多数専門職種が連携して問題の解決を支援する総合的アプローチの総体を言う．リハ患者には高齢者が多く，病前や受傷前にはすでにフレイルやロコモティブシンドローム（ロコモ）を多く合併していたと推察される．フレイルやロコモでは疾患罹患後の機能改善が乏しく，転倒リスクが高い．そのため，フレイルやロコモの高齢者が疾患罹患や転倒による骨折を契機に何らかのリハが必要になったと考えられると理解しやすい．また，リハ高齢者はすでに何らかの機能障害を合併しているため，障害の前段階としてのフレイルやロコモの対応は「予防」というより「治療」として対処する必要がある．

▌▌低栄養とサルコペニアが中核因子

　フレイルの中核因子は低栄養とサルコペニアである．ロコモに関しては，サルコペニアはロコモの中の運動器障害の1つと従来は考えられていた．しかし，最近のサルコペニアの研究の対象が心疾患や呼吸器疾患，肝疾患などの臓器障害，嚥下障害，がんなどの悪液質などへ拡大しており，サルコペニアがロコモの一部だという考え方は狭義的である．フレイルとロコモ，サルコペニアの3者の位置づけは図❶のようになると考える．3者の共通の因子として低栄養が指摘されている．したがって，リハにおけるフレイル・ロコモ対策は低栄養・サルコペニア対策と置き換えるとより実践的である．

POINT

● フレイル・ロコモ・サルコペニアの共通のリスク要因として低栄養がある．

114

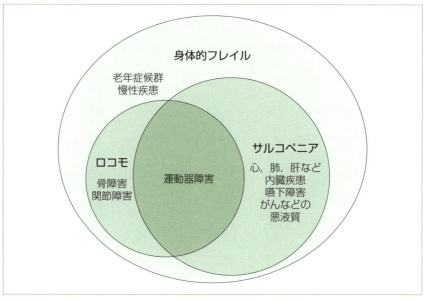

図❶ 身体的フレイル，ロコモ，サルコペニアの関係

リハビリテーションで多く認める低栄養とサルコペニア

　リハ高齢者では低栄養を高い頻度に認める[1)2)]．入院リハをおこなう高齢者の先行研究では，低栄養の頻度は49〜67％である[3)]．海外における高齢者4,507人の検討では，MNA®（mini nutritional assessment）で評価した低栄養を最も多く認めたのはリハ施設であった（リハ施設：50.5％，病院：38.7％）[4)]．系統的レビューでは，低栄養は機能回復や退院後の quality of life（QOL）に対して負の効果を与える[5)]．さらに，リハのアウトカムが低栄養の高齢者ではより低下することが，脳卒中[6)]，大腿骨近位部骨折[7)]，廃用症候群[8)]，およびその他のさまざまな疾患で報告されている．

　リハ高齢者ではサルコペニアを高い頻度で認める[1)2)]．先行研究では，リハをおこなう地域在住高齢者の10〜30％にサルコペニアを認めた[9)]．海外の最新の系統的レビューでは，リハ病院におけるサルコペニアの有症率は約50％であった[10)]．わが国の回復期リハをおこなう高齢者のサルコペニアの

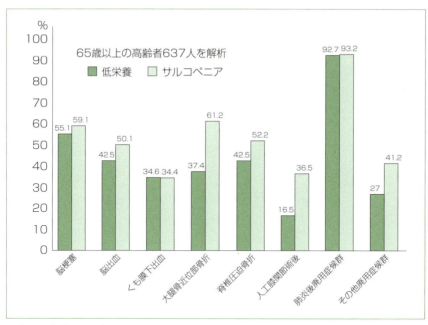

図❷ 回復期リハビリテーション病棟における疾患別の低栄養,サルコペニアの頻度
(文献1より引用)

有症率は53%であり,低栄養と同様に疾患別に頻度の差を認めた(図❷)[1].リハ高齢者では低栄養とサルコペニアを多く認め,いずれもリハの帰結や身体機能と負の関連がある.そのため,リハ高齢者に対しては全身管理と併存疾患のリスク管理をおこないつつ,積極的な栄養療法と運動療法を多職種で実践する必要がある.

栄養と運動で治療する低栄養とサルコペニア

脳卒中と大腿骨近位部骨折を中心に述べる.116人の低栄養の脳卒中リハ患者を対象としたRCTでは,積極的な栄養療法をおこなったグループはルーチンの栄養療法をおこなったグループに比べてfunctional independence measure (FIM) がより改善した[11].また,低栄養 at risk の急性期脳卒中患者における RCT で,個別に栄養ケアをおこなうとルーチンケアに比べて体重

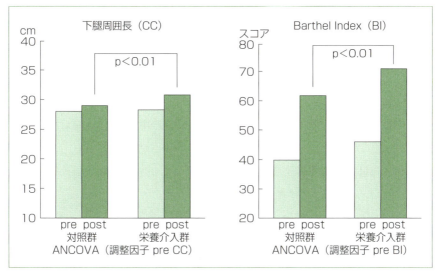

図❸ 回復期リハビリテーションにおけるBCAAサプリメントのランダム化介入試験
栄養介入群は通常のリハに加えて分岐鎖アミノ酸2,500 mgを含んだ200 kcalの栄養剤をPT（理学療法）もしくはOT（作業療法）訓練の直後に1日1本摂取した．ANCOVA：共分散分析

（文献18より改変引用）

減少がより制御され，QOLや握力がより改善した[12]．コクランレビューによると，急性期もしくは回復期の脳卒中患者で積極的な栄養ケアをおこなうと，褥瘡の発生頻度の減少や総エネルギー摂取量やタンパク摂取量の増加を認めることが報告されている[13]．

　大腿骨近位部骨折に対する栄養補助食品のエビデンスが弱いながら示されている[14]．前向きコホート研究では多職種による術後の栄養ケアの介入で低栄養が減少しQOLが改善した[15]．栄養士による厳格なエネルギー管理を栄養ケアの介入としたランダム化介入研究では，栄養ケアの介入で術後の合併症が減少した[16]．わが国におけるランダム化介入研究では，ホエイタンパク摂取の補給で術後早期の筋力と活動レベルの改善効果を認めた[17]．これらの結果より，大腿骨近位部骨折患者に対する栄養サポートは，栄養状態の改善

POINT
● 国内外の先行研究より，リハ高齢者の半数が低栄養・サルコペニアである．

やリハのアウトカム改善に効果があるものと推察される．当院の回復期リハ病棟でおこなったランダム化介入研究では，骨格筋の減少した高齢患者に対して分岐鎖アミノ酸（BCAA）を含む栄養剤の摂取とリハを併用することで，退院時の骨格筋量の増大とADLの改善効果を認めた（図❸）[18]．

　レジスタンストレーニングの併用も重要である．最新の系統的レビューとメタ解析では，低強度のレジスタンス運動でも高頻度かつ長時間おこなうことで高強度レジスタンス運動と同等の筋量増大効果を認めている[19]．そのため，起立訓練などの運動療法はサルコペニアを合併したリハ高齢者に対する有効なレジスタンス運動だと思われる．

（吉村　芳弘）

POINT

- 栄養療法のエビデンスは，脳卒中や大腿骨近部骨折リハからも示されている．
- 当院ではBCAAとリハの併用により，骨格筋量の増大，ADLが改善した．

■ References ■

1) Yoshimura Y *et al*：Prevalence of sarcopenia and its association with activities of daily living and dysphagia in convalescent rehabilitation ward inpatients. *Clin Nutr* **37**：2022-2028, 2018

2) Wakabayashi H *et al*：Rehabilitation nutrition for sarcopenia with disability：a combination of both rehabilitation and nutrition care management. *J Cachexia Sarcopenia Muscle* **5**：269-277, 2014

3) Strakowski MM *et al*：Malnutrition in rehabilitation. *Am J Phys Med Rehabil* **81**：77-78, 2002

4) Kaiser MJ *et al*：Frequency of malnutrition in older adults：a multinational perspective using the mini nutritional assessment. *J Am Geriatr Soc* **58**：1734-1738, 2010

5) Marshall S *et al*：The consequences of malnutrition following discharge from rehabilitation to the community：a systematic review of current evidence in older adults. *J Hum Nutr Diet* **27**：133141, 2014

6) Davis JP *et al*：Impact of premorbid undernutrition on outcome in stroke patients. *Stroke* **35**：1930-1934, 2004

7) Anker SD *et al*：ESPEN guidelines on enteral nutrition：cardiology and pulmonology. *Clin Nutr* **25**：311-318, 2006

8) Wakabayashi H *et al*：Malnutrition is associated with poor rehabilitation outcome in elderly inpatients with hospital-associated deconditioning a prospective cohort study. *J Rehabil Med* **46**：277-282, 2014

9) Fielding RA *et al*：Sarcopenia：an undiagnosed condition in older adults. Current consensus definition：prevalence, etiology, and consequences. International Working Group on Sarcopenia. *J Am Med Dir Assoc* **12**：249-256, 2011

10) Sánchez-Rodríguez D *et al*：Sarcopenia in post-acute care and rehabilitation of older adults：A review. *European Geriatric Medicine* **7**：224-231, 2016

11) Rabadi MH *et al* : Intensive nutritional supplements can improve outcomes in stroke rehabilitation. *Neurology* **71** : 1856-1861, 2008

12) Ha L *et al* : Individual, nutritional support prevents undernutrition, increases muscle strength and improves QoL among elderly at nutritional risk hospitalized for acute stroke : a randomized, controlled trial. *Clin Nutr* **29** : 567-573, 2010

13) Geeganage C *et al* : Interventions for dysphagia and nutritional support in acute and subacute stroke. *Cochrane Database Syst Rev* CD000323, 2012

14) Avenell A *et al* : Nutritional supplementation for hip fracture aftercare in older people. *Cochrane Database Syst Rev* CD001880, 2016

15) Hoekstra JC *et al* : Effectiveness of multidisciplinary nutritional care on nutritional intake, nutritional status and quality of life in patients with hip fractures : a controlled prospective cohort study. *Clin Nutr* **30** : 455-461, 2011

16) Anbar R *et al* : Tight calorie control in geriatric patients following hip fracture decreases complications : a randomized, controlled study. *Clin Nutr* **33** : 33-38, 2014

17) Niitsu M *et al* : Effects of combination of whey protein intake and rehabilitation on muscle strength and daily movements in patients with hip fracture in the early postoperative period. *Clin Nutr* **35** : 943-949, 2016

18) Yoshimura Y *et al* : Effects of nutritional supplements on muscle mass and activities of daily living in elderly rehabilitation patients with decreased muscle mass : a randomized controlled trial. *J Nutr Health Aging* **20** : 185-191, 2016

19) Schoenfeld BJ *et al* : Strength and hypertrophy adaptations between low- vs. high-load resistance training : a systematic review and meta-analysis. *J Strength Cond Res* **31** : 3508-3523, 2017

| PART 4 | **9** | 看護とフレイル・ロコモ |

わが国では 2000 年度に介護保険制度が開始され，介護サービスの提供が図られてきた．また医療分野においては，医療的介入を伴いながらも日常生活の連続性が保たれ，住み慣れた地域で最後まで療養できることの重要性が認識される観点から在宅医療の充実が目指され，介護をはじめ生活面の支援・サービスとの連携が推進されてきた．今後のまちづくりにおいては，自助，互助，共助をキーワードにした，介護，医療，福祉，住まい，生活支援サービスなどを切れ目なく提供する「地域包括ケアシステム」の構築が必要である．高齢化や社会資源の状況が地域ごとに異なることから，各地域においてその事情をふまえた体制を構築していくことが求められる．地域包括ケアシステムを推進し，できるだけ多くの地域住民が健康長寿を達成し，また疾病や老年症候群のために要介護状態となっても住み慣れた地域での暮らしを続けていくためには，介護予防の取り組みと要介護状態を悪化させないことに留意した在宅医療・看護・介護が不可欠である．ここでは，看護という視点からとくに介護予防にかかわる行政や地域包括支援センターの保健師の役割，ならびに在宅医療が開始になってから介護三次予防としての訪問看護師のとくにフレイル，ロコモといった老年症候群の予防と発症後の進展防止，看護ケアについて述べる．

地域包括ケアと看護 —保健師の役割—

市町村の行政は，国民に最も身近な行政単位として介護保険制度の保険者を担っている．さらには，要支援・要介護状態になる前からの介護予防を推進するとともに，地域における包括的・継続的なマネジメント機能を強化する観点から，地域支援事業を実施している．その中でも現在，在宅医療推進のための取り組みは重要な位置を占めている．2005 年の介護保険法改正で「地

表❶　介護保険制度における市町村の事業などの種類

● 介護給付（要介護 1〜5）

● 介護予防給付（要支援 1〜2）

● 地域支援事業

　介護予防・日常生活支援総合事業（要支援 1〜2，それ以外の者）
　　○介護予防・生活支援サービス事業
　　　・訪問型サービス，通所型サービス，生活支援サービス（配食など），
　　　介護予防支援事業（ケアマネジメント）
　　○一般介護予防事業

　包括的支援事業
　　○地域包括支援センターの運営
　　　・介護予防ケアマネジメント，総合相談支援業務，権利擁護業務，
　　　ケアマネジメント支援，地域ケア会議の充実
　　○在宅医療・介護連携推進事業
　　○認知症総合支援事業
　　　・認知症初期集中支援事業，認知症地域支援・ケア向上事業など
　　○生活支援体制整備事業
　　　・コーディネーターの配置，協議体の設置など

　任意事業
　　○介護給付費適正化事業
　　○家族介護支援事業
　　○その他の事業

※下線は平成 26 年介護保険制度一部改正で充実，強化された内容

域包括ケアシステム」という用語が初めて使われ「地域包括支援センター」が創設された．その後 2011 年の同法改正では，条文に「自治体が地域包括ケアシステム推進の義務を担う」と明記され，システムの構築が義務化された．また 2015 年改正では，在宅医療・介護の連携推進，地域ケア会議の充実，認知症総合支援，生活支援体制整備，そして新しい介護予防・日常生活支援総合事業（以下，総合事業）が創設され，より充実した体制の中での地域包括ケアシステム実現が目指されている（**表❶**）．このような事業を展開していくうえで中核的な役割を担う地域包括支援センターや行政において看護職である保健師の役目が大きくなっている．

　本稿のテーマである"フレイル"という概念はできるだけ要介護状態に陥

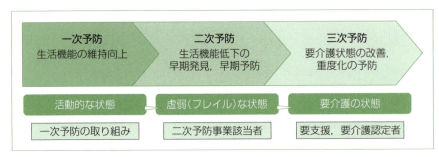

図❶ 介護予防の重要性

(文献1より改変引用)

ることを未然に防ぐために認知が進むべき概念であり，図❶[1]に示した介護予防の概念において二次予防をすべき人々に該当する．

われわれは，介護予防に係る高齢者把握調査を通して中規模都市部の地域在住高齢者の健康（介護二次予防事業対象）に関連する要因を，社会関係資本（ソーシャル・キャピタル）[2]の観点による社会的要因も含めて多側面から明らかにすることを目的とした研究を実施した[3]．その結果を参照しながら超高齢社会における保健師を含めた地域多職種連携によるフレイル対策としての介護予防と健康な地域づくり推進について以下に述べていく．

1. 方法

本研究の対象者は，大阪府の中規模都市部であるK市内に居住する，①要支援・要介護認定を受けていない，②65歳以上の条件を満たす者（56,608人）である．質問項目は属性（性別，年齢），基本チェックリスト（厚生労働省作成：http://www.mhlw.go.jp/topics/2009/05/dl/tp0501-1c_0001.pdf），K市独自の質問項目として同居者の有無，疾病の有無と種類，市内居住年数，社会参加活動の有無などであった．調査方法は郵送による自記式質問紙法であった．基本チェックリストとは，厚生労働省が作成した25項目であり各自治体における介護予防事業の対象者抽出に活用する目的で作成された質問票である．基本チェックリストにより介護二次予防事業の対象者に選定された高齢者は，介護予防の段階でいうと図❶の「虚弱な状態：フレイル」に該当する者である．介護予防は，①一次予防（活動的な状態の者に対する生活

機能の向上），②二次予防（フレイル状態にある者に対する，生活機能低下の早期発見，早期予防），③三次予防（要介護状態の改善，重症化の予防）に大きく分類される．フレイルとは，加齢とともに，心身の活力（たとえば筋力や認知機能など）が低下し，生活機能障害，要介護状態，そして死亡などの危険性が高くなった状態である．多くの高齢者が活動的な状態と要介護の状態の中間的な段階であるフレイルを経て徐々に要介護状態に陥るとされているが，フレイルは適切な介入・支援により，生活機能の維持向上が可能であると報告されている[4]．

2. 結果

1) 調査対象者

　調査の返送率は 73.8％であり，その内有効回答者 41,115 名（有効回答率 72.6％）を分析した．回答者の内訳は，男性 47.3％，平均年齢 72 歳，疾患有 68.9％（確認），独居者 14.0％，K 市内 20 年未満居住者 13.0％であった．介護二次予防事業対象者に該当したフレイル状態の者は全体の約 4 分の 1 であった（男性 22.1％，女性 27.9％）．

2) 罹患疾患の種類と男女差

　フレイルではなかった群とフレイル群との比較では，どの疾患においてもフレイル群では罹患率が有意に高いという結果であり，何らかの疾患を持っていることはフレイル状態と強く関連していることが示された．また，フレイル者の罹患疾患の種類について男女差を検討したところ，男性は脳血管疾患や糖尿病，がんなどの生活習慣病関連が，女性では骨関節疾患が有意に高い結果を示した（図❷）．

3) フレイルと社会的側面の関連

　ソーシャル・キャピタルの指標でもある，K 市内居住年数や社会参加，就労有無などとフレイルとの関連性を多重解析にて検討をした．その結果，男女ともに「社会的活動なし」「就労なし」「市内居住年数が 20 年未満である」ということがフレイルであることと独立した関連性を示した．また，男性にお

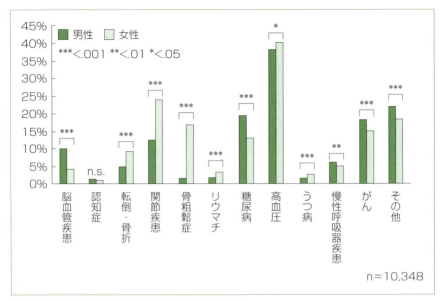

図❷ フレイル者の罹患疾患の割合（男女別）
男性は脳血管疾患や糖尿病，がんなどの生活習慣病関連が，女性では骨関節疾患が有意に高い結果を示した．

（文献3より改変引用）

いてのみ「独居」もフレイルと有意に関連した．

3. 研究結果の考察・結論

　調査結果よりフレイル状態の罹患疾患には男女差が認められたことから，地域においてはその属性によって，たとえば男性には壮年期からの生活習慣病のアプローチを介護予防までを見据えて重点的に介入し，女性には骨筋関節疾患つまりロコモを予防するために前期高齢時期における知識普及・啓発や骨筋力を維持する運動機会の提供が重要であることが明らかになった．また，要介護状態ではない，自立した地域生活を過ごせている段階において

> **POINT**
> - 介護予防の観点から，地域の看護職である保健師の役割が大きくなっている．
> - 男性は生活習慣病，女性はロコモへの介入やリテラシー啓発が重要となる．

も，社会参加や就労がないことや地域の居住年数が短いこと，および男性では独居であることが独立してフレイルと関連することが明らかになった．本研究は横断的解析のため，因果関係は明らかではないが，研究結果から社会的要因に関する介入においても対象者の性別や特徴に沿ったものを検討し，社会参加や就労をしやすいソーシャル・キャピタルが充実している地域，住民同士そして地域で活動する保健師など多様な医療専門職が連携したまちづくりを推進することが介護予防にとって重要であると考えられた．

▌▌▌ 介護三次予防としての在宅看護の重要性

　介護三次予防とは要介護になってからさらに身体機能，認知機能を低下させないことを意味する．もし本対象者が在宅介護を受けている場合には訪問看護師，施設入所している，通所施設を利用している場合はこれらの施設での看護職がイニシアティブを取って介護三次予防を進めるべきである．われわれ[5]を含めて多くの研究から適度な運動，十分でバランスの取れた栄養摂取，社会参加，ソーシャル・キャピタル醸成が健康寿命延伸には重要であることが明白であるため三次予防の現場でも同様の考えが重要である．多職種連携が必須の在宅医療・介護の現場では，看護職がキーパーソンになり，在宅や施設のリハビリテーション専門職との連携をしながら身体機能維持のために療養者の身体機能にあわせた運動や身体的リハビリテーションを進めることが肝要である．その際に最も注意を要するのは転倒である．転倒リスクは身体機能のみならず，疾患，服用薬剤，生活環境など多要因あるためとくに看護師が注意を払いリスクを取り除いていく必要があると考えられる．また栄養に関しては，疾患の特性や誤嚥などのリスクを考慮しながら食事形態，調理法，食事時間，食事介助法などについて主治医，家族や訪問介護員など介護に従事する方々と方針を相談のうえ決定し，場合によっては栄養補助剤や宅配配食サービスなどの使用を提案し，低栄養を避ける方法を考えていく必要がある．われわれがおこなっている在宅医療受療者の前向き研究では，栄養指標の血清アルブミン低値が在宅療養中断の独立した要因であったことから栄養摂取，とくにタンパク質の摂取が全身状態を保つうえで重要であるこ

とを示唆している．社会参加・ソーシャル・キャピタル醸成に関してはとくに
独居高齢者のうつ状態を回避するうえで重要であり，デイ・サービスの利用
や近隣住民を巻き込んだネットワーク作りを心がける必要がある．

（樺山　舞，神出　計）

POINT

● 在宅医療のキーパーソンは訪問看護師，三次予防を主導する．
● 在宅看護では，転倒・疾患・薬剤・環境などの多要因のリスクに配慮する．

References

1) Kabayama M *et al*：The role of public health nurses in Japanese long-term care prevention projects in the community. *J Nursing Care* **3**：3, 2014
2) 樺山舞ほか：ソーシャル・キャピタルを通じた介護予防活動．未来共生学 **4**：51-61，2017
3) Kabayama M *et al*：Factors associated with risk for assisted living among community-dwelling older Japanese. *Arch Gerontol Geriatr* **65**：63-69, 2016
4) 荒井秀典編：フレイルハンドブックポケット版．ライフ・サイエンス，東京，2016
5) 神出計ほか：医学的視点からの報告　健康長寿の要因の探求〜高齢者疫学研究からの知見〜．歯界展望 **130**：42-48，2017

PART 4

さまざまな視点からみたフレイルとロコモ

10 歯科治療とフレイル・ロコモ

　口腔機能の低下は高齢者の低栄養や身体活動性の低下につながる．近年は軽微な高齢者の口腔機能の低下を「オーラルフレイル」と呼び，身体的フレイルに至る前段階として位置づけられるようになった．ここでは医療従事者が知っておくべき「オーラルフレイル」「口腔機能低下症」，医科歯科連携で重要となる「ARONJ」について解説する．

▎▎▎ オーラルフレイルとは

　2014 年，厚生労働省老人保健健康増進等事業の報告書[1]において，「オーラルフレイル」が提言された．オーラルフレイルとは，「食べこぼし」「わずかなむせ」「噛めない食品の増加」「滑舌の低下」といった軽微な口腔機能の低下とされ，新たな歯科口腔保健対策の 1 つとして重要であり，歯科医学，老年学，公衆衛生学，栄養学などとリンクする．

　オーラルフレイルは，その段階を見逃してしまうと全身的な機能低下に移行するとされている．実際に Tanaka らは，65 歳以上の高齢者 2011 名を対象とした縦断研究において，天然歯数，咀嚼能力，構音機能，舌圧，主観的咀嚼困難感，主観的嚥下困難感といった口腔機能が，身体機能の低下（フレイル，サルコペニア，機能障害）の発症に関連することを報告している[2]．また，Iwasaki らは，75 歳以上の高齢者 322 名を対象とした 5 年間の縦断研究において，残存歯数，咬合支持数といった歯列の状態とフレイルの発症との関連について報告しており[3]，より早期からの口腔内への介入の重要性が指摘されている．

　オーラルフレイルの概念（図❶）は，4 つの段階から構成されている．まず，第 1 段階である「社会性／心のフレイル期」では，活動量の低下から精神面が不安定となり，口腔への関心度が低下した結果，歯周病・う蝕を罹患

127

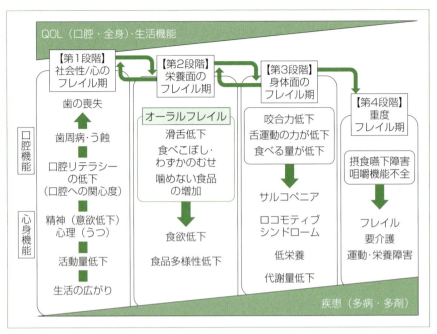

図❶ 栄養（食／歯科口腔）からみた虚弱型フロー（案）
加齢とともに噛む力や飲み込む力が低下し，オーラルフレイルを放置すると食事量にも影響を及ぼし低栄養が進み，最終的には要介護状態へとつながる．

（文献1より引用）

し，歯を喪失する．第2段階は，狭義のオーラルフレイル期であり，オーラルフレイルに伴い食欲や食品摂取の多様性が低下する「栄養面のフレイル期」となる．第3段階は，口腔機能低下が顕在化し，サルコペニアやロコモティブシンドローム，低栄養へと至る「身体面のフレイル期」とされている．第1～3段階までは可逆的に進行し，摂食嚥下障害，咀嚼機能不全からフレイル，要介護，運動・栄養障害をきたす「重度フレイル期」（第4段階）へと移行するとされる．

> **POINT**
> ●「食べこぼし」「わずかなむせ」「噛めない食品の増加」「滑舌の低下」といった軽微な高齢者の口腔機能低下をオーラルフレイルと呼ぶ．

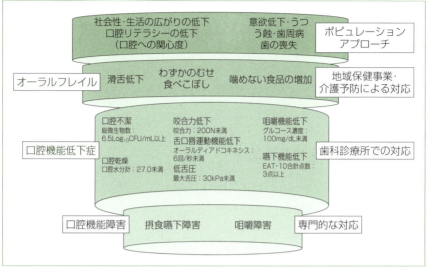

図❷　老化による口腔機能低下

(文献4より引用)

口腔機能低下症とは

　一方，2017年に日本老年歯科医学会は，前述のオーラルフレイルの概念図の第3段階に相当する状態として「口腔機能低下症」を定義した[4]．その診断基準として，口腔不潔，口腔乾燥，咬合力低下，舌口唇運動機能低下，低舌圧，咀嚼機能低下，嚥下機能低下の7項目のうち，3項目を満たす場合を口腔機能低下症としている．また，同学会では，「健康」から「口腔機能障害」までに至る過程のなかに「オーラルフレイル」と「口腔機能低下症」が存在するとして，図❷のような概念図を示している．この概念図では，加齢による口腔機能の低下を4段階に分類し，それぞれの段階に応じた対応について言及している．まず，1番目に口腔リテラシーの低下した方へのポピュレーションアプローチによる対応，2番目のオーラルフレイルへの地域保健事業や介護予防事業による対応，3番目の口腔機能低下症に対しては，知識を有する一般歯科診療所での対応としている．ここでは，歯科治療による咬合の回復がきわめて重要となる．さらに，4番目の摂食嚥下障害や咀嚼障害

といった口腔機能障害を有する者に対しては，歯科治療に加えて，専門的な医療職による口腔機能訓練や食事形態の選択などをおこなうとしている．すなわち，地域保健事業・介護予防事業によりオーラルフレイルである者を啓発し，口腔機能低下症の可能性のある者は一般歯科診療所の受診を促すという流れである．

ARONJ と医科歯科連携

また，オーラルフレイルとは直接関連しないが，医科歯科連携の点からビスフォスフォネート製剤関連顎骨壊死〔bisphosphonate（BP)-related osteonecrosis of the jaw：BRONJ〕があげられる．近年では，ヒト型抗RANKLモノクローナル抗体製剤（デノスマブ）でも顎骨壊死が報告されており，ARONJ（antiresorptive agents-related ONJ）と呼ばれる[5]．ARONJの有病率は，骨粗鬆症患者に対する経口BP製剤使用で0.04％以下，注射BP製剤使用で0.4％以下，悪性腫瘍患者に対する注射BP製剤使用で0.2％以下と報告されている[6]．BP製剤やデノスマブを使用している患者に対して，抜歯は禁忌ではなく，経口BP製剤の場合，服用歴が4年未満で全身疾患のリスクがなければ，あらゆる歯科治療をおこなうことが可能とされている[7]．しかしながら，抜歯などの侵襲的歯科治療には，経口BP製剤服用歴4年未満であってもステロイド製剤を使用している患者，もしくは併用薬剤の有無にかかわらず経口BP製剤を4年以上使用している患者に対しては慎重におこなわれるべきであり，注射BP製剤使用患者に対してはおこなうべきではないとされている[7]．いずれにせよ，BP製剤やデノスマブを服用している患者については，医師と歯科医師が情報を共有したうえで処置をおこなうことが重要である[8]．

（池邉 一典，三原 佑介）

POINT

- 口腔機能低下症の指標として，口腔不潔，口腔乾燥，咬合力低下，舌口唇運動機能低下，低舌圧，咀嚼機能低下，嚥下機能低下があげられる．
- 骨粗鬆症や悪性腫瘍で使用されるBP製剤やデノスマブでは，薬剤の使用に関連した顎骨壊死が発生することがあり，医科歯科連携が重要となる．

▌ References ▌

1) 平成26年度 老人保健事業推進費等補助金 老人保健健康増進等事業：食（栄養）および口腔機能に着目した加齢症候群の概念の確立と介護予防（虚弱化予防）から要介護状態に至る口腔機能支援等の包括的対策の構築および検証を目的とした調査研究事業実施報告書. 2015 http://www.iog.u-tokyo.ac.jp/wp-content/uploads/2015/06/h26_rouken_team_iijima.pdf#search

2) Tanaka T *et al*：Oral frailty as a risk factor for physical frailty and mortality in community-dwelling elderly. *J Gerontol A Biol Sci Med Sci* **73**：1661-1667, 2018

3) Iwasaki M *et al*：Dentition status and frailty in community-dwelling older adults：A 5-year prospective cohort study. *Geriatr Gerontol Int* **18**：256-262, 2018

4) 水口俊介ほか：高齢期における口腔機能低下―学会見解論文 2016年度版―. 老年歯科医学 **31**：81-99, 2016

5) Hellstein JW *et al*：Managing the care of patients receiving antiresorptive therapy for prevention and treatment of osteoporosis：executive summary of recommendations from the American Dental Association Council on Scientific Affairs. *J Am Dent Assoc* **142**：1243-1251, 2011

6) Khan AA *et al*：Diagnosis and management of osteonecrosis of the jaw：a systematic review and international consensus. *J Bone Miner Res* **30**：3-23, 2015

7) Ruggiero SL *et al*：American Association of Oral and Maxillofacial Surgeons position paper on medication-related osteonecrosis of the jaw—2014 update. *J Oral Maxillofac Surg* **72**：1938-1956, 2014

8) 黒嶋伸一郎ほか：顎骨壊死検討委員会ポジションペーパー2016の注目すべき15項目と歯科医師が知っておくべき顎骨壊死に関する10の基礎知識. 歯界展望 **129**：660-673, 2017

11 老健とフレイル・ロコモ

PART 4

老人保健施設（老健）は，在宅復帰を目標に心身の機能回復訓練をおこなう施設である．入院されていた患者さんが退院となり，自宅での暮らしにすぐに適応することが困難な方などに利用いただいており，老健には病院から在宅復帰の間を橋渡しする役割をもつ．後期高齢者の増加が見込まれる中で，在宅復帰を支援する意義は大きく，老健の果たす役割は増している．

老健の創設

老健施設は，1986（昭和61）年11月の老人保健法改正により創設された．1988（昭和63）年4月から本格実施され，当初，病院と家庭，あるいは特別養護老人ホームなどの福祉施設との「中間施設」として位置づけられ，設備や人員の基準は，一般病院などよりも緩やかで，入居中は介護・看護といったサービスに加えて，医師のサポートが受けられる．

老健創設当時の環境や理念は1985（昭和60）年に公表された「中間施設に関する中間報告（昭和60年8月）」[1]に記載されておりここでは省略するが，構想時の老健の目的は制度的・臨床的に大きく3つあったと理解している．1つは高齢者医療と福祉の制度的に縦割り行政の解消，2つ目は中間施設の役割，つまり病院・施設の箱物と在宅の中間，この「中間」の意味するところは物理的な意味だけでなく，医療と福祉の中間サービス（いわば高齢者保健サービス）の意味である．そして3つ目の目的として高齢者医療を根本的に考え直す施設，つまりフレイルとロコモへの対応であったと考える．

しかし，厳密には当時フレイルという言葉もロコモという言葉も存在していない．高齢者医療は専門性の高い領域というよりも，成人医療の延長線上といった認識が主流であった．検査の結果が成人集団の平均値から大きく逸脱したものを成人に当てはまる病名を付け，治療にあたっていたのが当時の

132

旧	1. 総合的なケアサービス施設	新	1. 包括的ケアサービス施設
	2. 家庭復帰		2. リハビリテーション施設
	3. 在宅ケアを支援する施設	➡	3. 在宅復帰施設
	4. 地域に開かれた施設		4. 在宅生活支援施設
			5. 地域に根ざした施設

図❶　見直された老健の役割（平成16年）
老健では2004年以降リハビリに注力.

平均的な高齢者への医療行為であった.

　我田引水の誹りを受けるが，老健が制度的に認識されてきた過程において，老健医師が悩みながら試行錯誤し，真摯な研究者が老健をフォローアップし，医療的にかつ疫学的に調査研究に取り組んだ結果として，認知症をはじめとした高齢者医療の底上げと，実態に即した質的転換が進んできたと考えている. それらの結果，認知症に対する対応や，加齢に伴うフレイルやロコモへの現在のような理解が展開されてきたと考える.

老健施設とロコモ

　2000（平成12）年に介護保険制度が制定されたが，この背景には高齢者医療費や社会的入院の増大が財源を圧迫したことがあげられ，要介護への移行をいかに防ぐか「介護予防」および「在宅介護」の考えが重要視されることとなった. その中核施設である老健もみずから変革すべきとの議論が内部から彷彿し，従来の4つから現在の5つの理念・役割へと変更された（**図❶**）.そこで新たに打ち出された理念・役割が「リハビリテーションの提供」である. それまでもリハビリ職員が常勤する中間施設として活動していたものの，2004（平成16）年に明確にリハビリに注力することが宣言された. 以

POINT

● 老健は，在宅復帰を目標に心身の機能回復訓練をおこなう施設であり，病院と在宅，あるいは医療と福祉の橋渡しする役割を担う.

PART 4　さまざまな視点からみたフレイルとロコモ

表❶　平成 26 年度全老健調査研究事業

① 介護保険施設の入所者の機能低下およびその予防に関する調査研究
② 介護老人保健施設退所者の在宅療養支援に関する調査研究
③ 介護老人保健施設における認知症を有する高齢者のリハビリテーションのあり方に関する調査研究
④ 介護老人保健施設における生活期リハビリテーションの実態と効果に関する調査研究

降，理学療法士などが中心となり，身体機能の維持・改善，転倒予防や日常生活動作訓練などのロコモ対策を含めたリハビリが提供されるようになった．

老健施設とフレイル

　2014 年には日本老年医学会より，従来の虚弱という言葉を改め，新たにフレイルという用語を用いることが提唱された．老健を利用される高齢者は，それぞれに生理学的にも薬剤に対する反応も異なり，さらに生活歴・既往歴を含めてさまざまである．検査数値も成人の正常値内だからといって安心できるものではなく，正常値を逸脱しているからといって，青壮年のような厳密な補正が必要でない場合もある．このような観点から，フレイルという高齢者の概念が新たに提唱されたことは，「元気な高齢者」と「要介護リスクの高い高齢者」のスクリーニング指標として大いに期待される．また，多剤併用（ポリファーマシー）の概念も，薬物代謝能力が低下している高齢者に漫然と多剤投与し続けることは厳に戒めるべきであると考える．

　全国老人保健施設協会（全老健）は広汎かつ充実した内部研修とともに，調査研究事業に力を入れている．毎年複数の調査研究事業を展開しており，たとえば平成 26 年度には 4 本の事業がおこなわれた（表❶）．その中で，認知症を有する高齢者のリハビリテーションに関する調査（班長：鳥羽研二）では，軽度認知障害（MCI）を有する利用者で，認知症短期集中リハビリテーションの提供によって，身体的フレイルの指標である体重変化の改善（増加）がみられたことを報告している（図❷）[2]．ほかにも平成 18 年〜平成 24 年にかけて実施した「認知症短期集中リハビリテーション」の調査研究事業では，このリハビリの実施によって，認知機能や認知症の周辺症状（BPSD）が

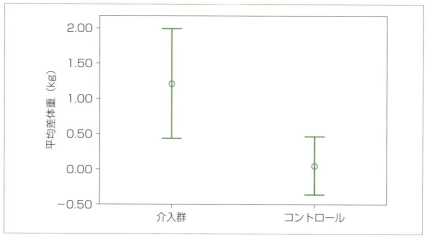

図❷ 認知症短期集中リハビリテーションによる介入(体重の変化)
介入群(65例),コントロール群(72例)をそれぞれ比較したところ体重は介入群で増加を認めた.
(文献2より引用)

改善することなども明らかにされている.今後もフレイル・ロコモ対策に寄与するエビデンスが蓄積され,地域医療・介護に貢献することが期待される.

(川合 秀治)

> **POINT**
> - 老健では,体力や身体機能の維持・改善,自宅の環境調整や転倒予防など生活機能向上を目的としたリハビリに注力している.
> - 老健においても,高齢者の要介護リスクをスクリーニングするうえでフレイルの指標は重要である.

References

1) 中間施設に関する懇談会中間報告(昭和60年8月).厚生省(当時),1985
2) 介護老人保健施設における認知症を有する高齢者のリハビリテーションのあり方に関する調査研究事業報告書.平成26年度老人保健健康増進等事業(老人保健事業推進費等補助金),2015

PART4

12 地域包括ケアとフレイル・ロコモ

　「地域包括ケアシステム」とは，多様で心身の状態像の変化しやすい高齢者にとっては，可能な限り住み慣れた地域で，その人らしく自立した日常生活を営むことを可能にするための仕組みである．今後，後期高齢者，なかでもフレイル高齢者あるいは認知症高齢者の増加が見込まれており，高齢者の地域での生活を支えるためにも，地域包括ケアシステムの構築が重要であることは明白である．

地域包括ケアの理念

　「地域包括ケアシステム」は，高齢者を含め自立した日常生活を営むために地域のさまざまな社会資源を活用し，おおむね30分以内に最適なサービスが提供される仕組みである．よく知られているように，地域包括ケアシステムでは5つの構成要素からなり，その基層をなすのが2つの要素，すなわち，1つは「本人・家族の選択と心構え」であり，これは在宅生活を選択することの意味である．さらにそのうえでもう1つの「すまいとすまい方」，すなわち生活の基盤として必要な住まいが整備され，本人の希望と経済力にかなった住まい方の確保が重要であり，地域包括ケアシステムの第一歩となる．このような在宅生活への心構えというソフトと住まいというハードの2つの要因を大前提として他の3要素，すなわち「医療・看護」，「介護」，「保健・予防」という専門的な生活支援や福祉のサービスが提供されることになる（図❶）[1]．

POINT
- 地域包括ケアは「在宅生活への心構え」のソフトと「住まい」のハードの2つの要因を前提とし，住み慣れた地域で医療や介護などのサービスが提供される．

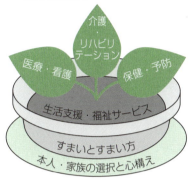

- 地域包括ケアシステムの構築に当たっては,「介護」「医療」「予防」といった専門的サービスの前提として,「住まい」と「生活支援・福祉」といった分野が重要である.
- 自助・共助・互助・公助をつなぎあわせる（体系化・組織化する）役割が必要.
- とりわけ,都市部では,意識的に「互助」の強化を行わなければ,強い「互助」を期待できない.

自助　・介護保険・医療保険の自己負担部分
　　　・市場サービスの購入
　　　・自身や家族による対応

互助　・費用負担が制度的に保障されていないボランティアなどの支援,地域住民の取組み

共助　・介護保険・医療保険制度による給付

公助　・介護保険・医療保険の公費（税金）部分
　　　・自治体等が提供するサービス

図❶　地域包括ケア

（文献1より引用）

地域包括ケアの推進に向けて

後期高齢者を中心として心身の機能低下が進行しやすい高齢者には,フレイル,ロコモティブシンドローム（とくにサルコペニア）,低栄養さらには認知症などの予防対策が必須であり,自助努力に期待する部分も大きい.さらに,介護保険サービスなどの何らかの支援が必要な方々には,医療・介護・そして生活支援サービスの連携に基づく包括的なサービス提供が必要不可欠ということになる.平成28年度の社会保障審議会（介護保険部会）においても介護保険制度の基本として「地域包括ケアシステムの深化・推進」が提示され,「自立支援・介護予防に向けた取り組みの推進」などとともに「医療・介護の連携の推進」が今後一層取り組むべき課題としてあげられている.これは,医療や介護が必要な状態となっても,できるだけ住み慣れた地域で生活が継続していくために,急性期の医療から在宅医療・介護までの一連のサービスを切れ目なく提供するための「在宅医療と介護の連携」が地域包括ケア構築の重要な課題となっていることを示している.

してあげる型医療・介護からの脱却

「自立支援・介護予防に向けた取り組み」において重要な点はこれまで往々にしてみられた「してあげる型」の医療・介護からの決別であろう. 大震災などの災害後にもよくみられた「生活不活発病」すなわちフレイルやロコモティブシンドロームを生み出すのも, 避難所などでの（善意の気持ちから出た厚意かも知れないが）「してあげる型」による負の結果でもある. このように「してあげる型」の医療・介護は往々にしてむしろ高齢者を早くにフレイル, とくに社会的側面での脆弱化をもたらしやすく, 自立支援とはまったく逆行する行為となってしまう. 地域包括ケアにおいては, 高齢者の自立が最も重要な課題となるが, 制度的な視点でみると, 平成30年度の介護報酬改定においては自立支援の中核はリハビリテーションであることがより明確化されている. この場合のリハビリは単に医学的なリハビリだけでなく, 活動と社会参加に向けたリハビリが重視されているといえる. また, 通所介護や訪問リハビリでは社会参加支援加算がすでに始まっているが, 今回の改定では測定指標の導入とインセンティブの付与が導入され, たとえば, 通所介護についてはバーセルインデックスが機能的評価指標としてリハビリの効果の検証（アウトカム評価）に用いられ,「ADL維持加算」などのインセンティブを付与する枠組みとなっている.

フレイル予防が鍵となる

地域高齢者に対する具体的な健康増進対策としてはフレイル予防に他ならない. 広く知られているように, フレイルには身体的側面, 精神・心理的側面そして社会的側面の3つのドメインが包含されているが, 身体的側面の中核的障害がロコモティブシンドローム（とくにサルコペニア）であり, 精神・心

> **POINT**
> ● 地域包括ケアの構築では, 急性期から回復期医療, 在宅医療・介護までのサービスをいかに切れ目なく円滑に提供するかが大きな課題である.

理的側面としてはうつと軽度認知障害が含まれ，社会的側面の中核的現象が孤立（社会的紐帯の減少）といえよう．それぞれの障害に対して，必ずしも十分な科学的根拠に基づく予防対策が確立しているわけではないが，地域包括ケアでは高齢者のフレイルの早期発見と早期対応を通じて，高齢者のセルフケア能力を見極め，必要最低限の支援と，本人の残存能力を最大限に引き出すためのエンパワーメントが必要となる．結局，地域包括ケアにおいて高齢者が自分の住まいで暮らし続けるということは，フレイルへの気づきと自助努力による対応，自立を目的とした必要な支援とサービスを導入し，自分の生活とその終末を決めていくこと，すなわち自分の人生に明確な目的意識と自己決定権を持つことに他ならないのである．

（鈴木 隆雄）

POINT

- 地域包括ケアでは高齢者の自立が最も重要な課題であり，医学的側面のみならず活動と社会参加に向けたリハビリが重要となる．
- 地域高齢者に対する健康対策は「フレイル予防」と言い換えることができる．

▌ References ▌

1) 地域包括ケア研究会：地域包括ケアシステムの構築における今後の検討のための論点. 2013
http://www.murc.jp/thinktank/rc/public_report/public_report_detail/koukai_130423

PART 4

13 地域におけるフレイル・ロコモ

　フレイルやロコモティブシンドローム（ロコモ）の予防を進めるためには，地域住民一人ひとりの意識を高め，行動変容を促す地域資源を充実させることが重要である．ここでは，東京大学高齢社会総合研究機構が開発したフレイル兆候への気づきと自分事化を促すプログラム「フレイルチェック」と，千葉県柏市が実施しているロコモ予防を目的とした介護予防事業「ロコモフィットかしわ」を紹介し，地域住民のエンパワメントを重視した両者の戦略的連携について述べる．

▌▌▌ フレイルチェック ―気づきから自分事化へ―

　フレイルは「可逆性」を包含する概念であり，可能な限り早期にフレイルの兆候を発見することが重要である[1]．東京大学高齢社会総合研究機構は，地域住民のフレイル兆候への気づきと自分事化を促すことを目的としたプログラム「栄養（食・口腔機能），運動，社会参加の包括的フレイルチェック*（以下フレイルチェック）」を開発した[2]．このプログラムにはフレイルの「多面性」を考慮したさまざまなチェック項目が含まれており，参加者はフレイル兆候がない場合は青シール，フレイル兆候がある場合は赤シールをチェックシートに貼り付け，自身の状態に気づくことができる．

　フレイルチェックの大きな特色として，地域住民主体で実施するということがある．高齢化率が27％を超えたわが国においてフレイル予防を進めるには，専門職によるハイリスク・アプローチよりも，地域の人的資源を活用したポピュレーション・アプローチが有効である[3]．もっと言えば，高齢者をエンパワメントし，受け手から担い手に変えることが重要である．所定の養成

フレイルチェック…下腿周囲径を自分の指で囲む「指輪っかテスト」や，11項目の質問からリスクを調べる「イレブン・チェック」，骨格筋量などの計測や社会面を測定する「深堀りチェックシート」を用いる．

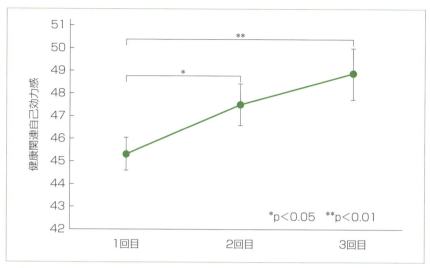

図❶　フレイルチェック複数回参加者における健康関連自己効力感の向上
健康関連自己効力感は「健康管理に関するセルフエフィカシー尺度」[4]により測定．フレイルチェック複数回参加者 57 名を対象に，フレイルチェック 1・2・3 回目における平均値の差を反復測定による一元配置分散分析により検討した．フレイルチェックに参加すればするほど，口腔衛生や運動，社会参加などのさまざまな健康関連行動を完遂できるという自信が向上し，フレイル予防に向けた行動変容につながる可能性が示唆された．

研修を受講した地域の高齢市民サポーターが，プログラムの進行や機器を使った測定を担い，結果に応じたアドバイスや地域情報の提供までおこなっている．

平成 27 年から始まったフレイルチェックは全国に広がっている．平成 30 年 3 月までに，全国で 200 回以上実施され，養成された高齢市民サポーターは 400 名，参加した地域高齢者は 4,000 名を超えた．参加者とサポーターの両者に意識・行動変容が起こっており，とくに複数回参加者においては，栄養，運動，社会参加の改善につながる好ましい生活習慣を完遂する自信が高まった効果も確認されている（図❶）．

POINT
- フレイル徴候に気づくためのプログラム「フレイルチェック」を開発した．
- フレイル予防では地域の人的資源を活用したアプローチが有効である．

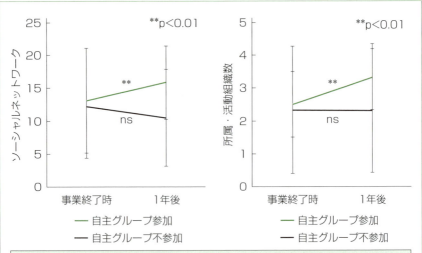

図❷ ロコモフィットかしわ終了後の社会性の変化
ソーシャルネットワークはLubben Social Network Scaleを用いて測定[6]．自主グループ参加群ではソーシャルネットワークや所属・活動組織数が増加した．事業終了後の自主グループへの参加が，ネットワークづくりや居場所づくりといった社会性の向上に寄与している可能性がある．

ロコモフィットかしわ —自主グループの社会的効果—

　千葉県柏市は，市内25ヵ所の会場において，高齢市民のロコモ予防を目的にした介護予防事業「ロコモフィットかしわ」を実施している[5]．この事業は，1会場あたり月2回開催されるプログラムであり，参加者はストレッチや軽度のレジスタンス運動，柏市オリジナルの「貯筋（ちょきん）ゴム」を使った体操などをしながら，楽しくロコモ予防に取り組んでいる．「ロコモフィットかしわ」は回数限定（全10回）の事業であるが，柏市は参加者が自主グループをつくり活動を継続することを推奨している．

　平成27年度の事業参加者620名のうち一年後のフォローアップ測定会に

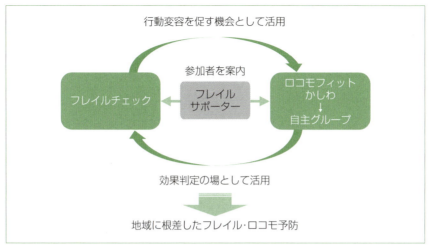

図❸ フレイルチェックとロコモフィットかしわの連携

参加した177名を対象に，ロコモフィットかしわ事業終了後一年間の参加者の運動・心理・社会面の変化を，自主グループ活動参加の有無に着目して分析した．その結果，自主グループ活動参加群において，一年後のソーシャルネットワークや組織参加のレベルが高まっていた．この結果は，ロコモフィットかしわ終了後の自主グループは，地域における介護予防活動を継続する機会であると同時に，社会性の向上（ネットワークづくり，居場所づくり）にも大きく資する機会になっていることを示唆している（図❷）．

フレイルチェックとロコモフィットかしわの連携

東京大学と柏市は，気づきの場としてのフレイルチェックと，行動変容の受け皿としてのロコモフィットかしわの連携を進めている．フレイルチェックにより自身のフレイルの兆候に気づいた参加者が，自宅近くの会場で実施

> **POINT**
> ● 地域に根ざした定期的なフレイル・ロコモ予防は行動変容を促し，社会参加の向上にも寄与する．

されているロコモフィットかしわに参加し，終了後も自主グループに参加する．その後も定期的にフレイルチェックを受け，日頃の効果をみるという一連の流れの強化が図られている．両事業の橋渡し役をその地域のフレイルサポーターが担うこともある．互いの事業を戦略的に連携させることを通し，概念の啓発，地域資源の見える化，組織や事業間の分野横断的連携，そして地域住民が主体的に実施する活動の推進[7]が進められており，フレイル・ロコモ予防が地域に根差しつつある（図❸）．

　以上，東京大学高齢社会総合研究機構によるプログラムと柏市の介護予防事業，そして両者の連携について述べた．それぞれの事業が成功し，連携の効果が生まれている理由として，地域住民をエンパワメントし，主体的実施を促しているということが大きい．健康寿命の延伸，国民の意識向上，地域における受け皿整備というフレイルとロコモの共通の目標を達成するため，地域住民の力を信頼し，最大限に引き伸ばすことが求められている．

（高橋　競，飯島 勝矢）

POINT

- 気づきの場のフレイルチェックと，行動変容の受け皿であるロコモフィットかしわが連携し，地域にフレイル・ロコモ予防の好循環をもたらしている．

References

1) 荒井秀典：フレイルの意義．日本老年医学会雑誌 **51**：497-501，2014
2) 飯島勝矢ほか：厚生労働科学研究費補助金（長寿科学総合研究事業）「虚弱・サルコペニアモデルを踏まえた高齢者食生活支援の枠組みと包括的介護予防プログラムの考案および検証を目的とした調査研究」平成24年度—平成26年度総合研究報告書，2015
3) ジェフリー・ローズ：予防医学のストラテジー—生活習慣病対策と健康増進，水嶋春朔ほか訳，医学書院，東京，1998
4) 横川吉晴ほか：地域高齢者の健康管理に対するセルフエフィカシー尺度の作成．日本公衆衛生雑誌 **46**：103-112，1999
5) 柏市ホームページ：ロコモフィットかしわ．
http://www.city.kashiwa.lg.jp/soshiki/061400/p016766.html
6) Lubben JE：Assessing social networks among elderly populations. *Fam Community Health* **11**：42-52, 1988
7) 高橋競ほか：地域におけるフレイル予防．荒井秀典編，プライマリケア医のための実践フレイル予防塾—めざせ健康長寿，日本医事新報社，東京，2017，pp.6-13

フレイル対策シリーズ 基本編 ①
フレイルとロコモの基本戦略

2019 年 1 月 30 日　第 1 版第 1 刷発行Ⓒ　　　　　定価（本体 1,800 円 + 税）

編集者●葛谷　雅文

田中　栄

楽木　宏実

発行者●鯨岡　哲

発行所　株式会社　先端医学社
〒103-0007　東京都中央区日本橋浜町 2-17-8
浜町平和ビル
電　話（03）3667-5656（代）
ＦＡＸ（03）3667-5657
http://www.sentan.com
E-mail：book @ sentan.com
振　替　00190-0-703930
印刷・製本/三報社印刷株式会社

乱丁・落丁の場合はお取替いたします.　　　　　　　　　　　　Printed in Japan

・本書に掲載する著作物の複製権・翻訳権・上映権・譲渡権・公衆送信権
　（送信可能化権も含む）は，株式会社先端医学社が保有します.
・ JCOPY ＜(社)出版者著作権管理機構委託出版物＞
　本書の無断複写は著作権法上での例外を除き禁じられています. 複写される
　場合は, そのつど事前に, (社)出版者著作権管理機構（電話 03-5244-5088,
　FAX 03-5244-5089, e-mail: info@jcopy.or.jp）の許諾を得てください.

ISBN978-4-86550-384-5　C3047　¥1800E